Série Alergia e Imunologia da
Associação Brasileira de Alergia e Imunologia

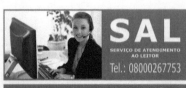

**Série Alergia e Imunologia da
Associação Brasileira de Alergia e Imunologia**

Editores da Série
**Emanuel Sávio Cavalcanti Sarinho
Valéria Soraya de Farias Sales
Norma de Paula Motta Rubini**

Imunoterapia com Alérgenos

Editores do Volume
**Fernando Monteiro Aarestrup
Ernesto Akio Taketomi
Elaine Gagete
Clóvis Eduardo Santos Galvão
Emanuel Sávio Cavalcanti Sarinho**

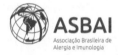

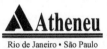

Rio de Janeiro • São Paulo
2022

EDITORA ATHENEU

| São Paulo | — Rua Maria Paula, 123 – 18° andar
Tel.: (11) 2858-8750
E-mail: atheneu@atheneu.com.br |
| Rio de Janeiro | — Rua Bambina, 74
Tel.: (21) 3094-1295
E-mail: atheneu@atheneu.com.br |

CAPA: Paulo Verardo
PRODUÇÃO EDITORIAL: MKX Editorial

CIP-BRASIL. CATALOGAÇÃO NA PUBLICAÇÃO
SINDICATO NACIONAL DOS EDITORES DE LIVROS, RJ

I31

    Imunoterapia com alérgenos / editores do volume Fernando Monteiro Aarestrup ... [et al.] ; editores da série Emanuel Sávio Cavalcanti Sarinho, Valéria Soraya de Farias Sales, Norma de Paula Motta Rubini. - 1. ed. - Rio de Janeiro : Atheneu, 2022.
    : il. ; 18 cm. (Alergia e imunologia da Associação Brasileira de Imunologia e Alergia)

Inclui bibliografia e índice
ISBN 978-65-5586-543-1

    1. Alergia. 2. Alérgenos. 3. Imunologia. 4. Imunoterapia. I. Aarestrup, Fernando Monteiro. II. Sarinho, Emanuel Sávio Cavalcanti. III. Sales, Valéria Soraya de Farias. IV. Rubini, Norma de Paula Motta. V. Série.

| 22-78744 | CDD: 616.97
CDU: 616-022 |

Meri Gleice Rodrigues de Souza - Bibliotecária - CRB-7/6439

05/07/2022   08/07/2022

AARESTRUP, F.M.; TAKETOMI, E.A.; GAGETE, E.; GALVÃO, C.E.S.; SARINHO, E.S.C.
SÉRIE ALERGIA E IMUNOLOGIA DA ASSOCIAÇÃO BRASILEIRA DE ALERGIA E IMUNOLOGIA
Volume – Imunoterapia com Alérgenos

©Direitos reservados à EDITORA ATHENEU – Rio de Janeiro, São Paulo, 2022.

Editores da Série

Emanuel Sávio Cavalcanti Sarinho

Professor Titular da Universidade Federal de Pernambuco (UFPE). Supervisor do Programa de Residência Médica em Alergia e Imunologia Clínica da UFPE. Presidente da Associação Brasileira de Alergia e Imunologia (ASBAI) (biênio 2021-2022).

Valéria Soraya de Farias Sales

Médica pela Universidade Federal de Campina Grande (UFCG). Mestra em Microbiologia e Imunologia pela Universidade Federal de São Paulo (Unifesp). Doutora em Imunologia Básica e Aplicada pela Universidade de São Paulo (USP). Professora Titular da Universidade Federal do Rio Grande do Norte (UFRN). Especialista em Alergia e Imunologia. Diretora Científica Adjunta da Associação Brasileira de Alergia e Imunologia (ASBAI) (biênio 2021-2022).

Norma de Paula Motta Rubini

Professora Titular Emérita de Alergia e Imunologia da Escola de Medicina e Cirurgia da Universidade Federal do Estado do Rio de Janeiro (UNIRIO). Professora do Curso de Pós-Graduação em Alergia e Imunologia da UNIRIO. Membro do Comitê de Alergia e Imunologia da Sociedade de Pediatria do Estado do Rio de Janeiro (SOPERJ). Diretora Científica da Associação Brasileira de Alergia e Imunologia (ASBAI). Presidente Vitalícia da ASBAI.

Editores do Volume

Fernando Monteiro Aarestrup

Médico Especialista em Alergia e Imunologia Clínica pela Associação Médica Brasileira e Associação Brasileira de Alergia e Imunologia (AMB/ASBAI). Doutor em Patologia pela Universidade de Nova York, EUA. Chefe do Serviço de Alergia e Imunologia do Hospital Maternidade Therezinha de Jesus – SUPREMA da Faculdade de Ciências Médicas e da Saúde de Juiz de Fora (FCMS/JF). Chefe do Laboratório de Imunopatologia e Patologia Experimental – Centro de Biologia de Reprodução (CBR) da Universidade Federal de Juiz de Fora (UFJF). Membro do Departamento Científico de Alergias e Imunidade no Idoso (Imunossenescência) da ASBAI. Coordenador do Departamento Científico de Imunoterapia da ASBAI.

Ernesto Akio Taketomi

Médico Especialista em Alergia e Imunologia pela Associação Médica Brasileira e Associação Brasileira de Alergia e Imunologia (AMB/ASBAI). Doutor em Ciências pela Escola Paulista de Medicina da Universidade Federal de São Paulo (EPM/Unifesp). Pós-Doutor na Divisão de Asma, Alergia e Imunologia da Universidade de Virgínia, Estados Unidos. Professor Titular de Imunologia e Chefe do Laboratório de Alergia e Imunologia Clínica do Departamento de Imunologia do Instituto de Ciências Biomédicas (ICBIM) da Universidade Federal de Uberlândia (UFU). Professor do Programa de Pós-Graduação em Imunologia e Parasitologia Aplicadas, em Níveis de Mestrado e Doutorado, do ICBIM/UFU. Membro dos Departamentos Científicos de Imunoterapia e de Alérgenos da ASBAI.

Elaine Gagete

Médica Especialista em Alergia e Imunologia pela Associação Médica Brasileira e Associação Brasileira de Alergia e Imunologia (AMB/ASBAI). Doutora em Ciências na Área de Alergia e Imunologia pela Faculdade de Medicina da Universidade de São Paulo (FMUSP). Membro dos Departamentos Científicos de Imunoterapia e de Anafilaxia da ASBAI.

Clóvis Eduardo Santos Galvão

Médico Especialista em Alergia e Imunologia pela Associação Médica Brasileira e Associação Brasileira de Alergia e Imunologia (AMB/ASBAI). Doutor em Patologia pela Faculdade de Medicina da Universidade de São Paulo (FMUSP). Pós-Doutor em Imunologia e Alergia pela FMUSP. Médico-Assistente e Professor Colaborador do Serviço de Imunologia Clínica e Alergia do Hospital das Clínicas da FMUSP (HCFMUSP). Professor da Faculdade de Medicina da Universidade da Cidade de São Paulo (UNICID). Membro dos Departamentos Científicos de Imunoterapia e de Alérgenos da ASBAI.

Emanuel Sávio Cavalcanti Sarinho

Professor Titular da Universidade Federal de Pernambuco (UFPE). Supervisor do Programa de Residência Médica em Alergia e Imunologia Clínica da UFPE. Presidente da Associação Brasileira de Alergia e Imunologia (ASBAI) (biênio 2021-2022).

Colaboradores

Anna Caroline Nóbrega Machado Arruda

Residência Médica em Pediatria na Universidade Federal da Paraíba (UFPB). Residência Médica em Alergologia e Imunologia na Universidade Federal de Pernambuco (UFPE). Membro do Departamento Científico de Imunoterapia da Associação Brasileira de Alergia e Imunologia (ASBAI).

Gil Bardini Alves

Médico Especialista em Alergia e Imunologia pela Associação Médica Brasileira e Associação Brasileira de Alergia e Imunologia (AMB/ASBAI). Mestre em Clínica Médica pela Faculdade de Medicina de Ribeirão Preto da Universidade de São Paulo (FMRP-USP). *Fellow* da American Academy of Asthma, Allergy and Immunology – AAAAI (FAAAAI). Professor do Curso de Medicina da Universidade do Sul de Santa Catarina (UNISUL). Membro do Departamento Científico de Imunoterapia e da Comissão de Ligas Acadêmicas da ASBAI.

Geórgia Véras de Araújo Gueiros Lira

Residência em Pediatria e Subespecialização em Pneumologia Pediátrica. Especialista pela Associação Médica Brasileira e Sociedade Brasileira de Pediatria (AMB/SBP). Residência em Alergia e Imunologia pela Universidade Federal de Pernambuco (UFPE). Título de Especialista pela AMB e Associação Brasileira de Alergia e Imunologia (ASBAI). Mestre em Ciências da Saúde, Área Alergia e Imunologia, pela UFPE. Doutoranda em Saúde da Criança e do Adolescente, Área Alergia e Imunologia, pela UFPE. Preceptora do Ambulatório de Imunoterapia do Hospital das Clínicas da UFPE. Professora do Centro de Ciências Médicas da UFPE. Diretora do Departamento de Alergia e Imunologia da Sociedade Pernambucana de Pediatria (SOPEPE). Coordenadora da Comissão Jovem Especialista da ASBAI. Membro do Departamento Científico de Imunoterapia da ASBAI.

Marcos Reis Gonçalves

Médico Especialista em Alergia e Imunologia Pediátrica pela Sociedade Brasileira de Pediatria (SBP). Mestre em Saúde da Criança pela Faculdade de Medicina de Ribeirão Preto da Universidade de São Paulo (FMRP-USP). Professor do Curso de Medicina do Centro Universitário Tiradentes – Campus Alagoas (UNIT/AL). Professor Voluntário na Disciplina Eletiva de Alergia e Imunologia da Faculdade de Medicina da Universidade Federal de Alagoas (UFAL). Membro do Departamento de Imunologia da Sociedade Brasileira de Pediatria (SBP). Membro do Departamento Científico de Imunoterapia e da Comissão de Ligas Acadêmicas da Associação Brasileira de Alergia e Imunologia (ASBAI).

Mariana Graça Couto Miziara

Médica Especialista em Alergia e Imunologia pela Associação Médica Brasileira e Associação Brasileira de Alergia e Imunologia (AMB/ASBAI). Especialista em Pediatria pela Sociedade Brasileira de Pediatria (SBP). Médica Pediatra, Alergista e Imunologista do Hospital da Criança de Brasília José Alencar. Conselheira Fiscal da ASBAI, Regional Distrito Federal. Membro do Departamento Científico de Imunoterapia da ASBAI.

Sidney Souteban Maranhão Casado

Médico Especialista em Alergia e Imunologia pela Associação Médica Brasileira e Associação Brasileira de Alergia e Imunologia (AMB/ASBAI). Residência Médica em Pediatra pela Fundação Faculdade Federal de Ciências Médicas de Porto Alegre (FFFCMPA) – Hospital da Criança Santo Antônio. Diretor Tesoureiro da ASBAI, Regional Alagoas. Membro do Departamento Científico de Imunoterapia da ASBAI.

Simone Valladão Curi

Médica Especialista em Alergia e Imunologia pela Associação Médica Brasileira e Associação Brasileira de Alergia e Imunologia (AMB/ASBAI). Médica Especialista em Pediatria pela Sociedade Brasileira de Pediatria (SBP). Médica-Assistente na Santa Casa de Misericórdia de Lavras, MG. Membro dos Departamentos Científicos de Imunoterapia e Rinite da ASBAI.

Veridiana Aun Rufino Pereira

Médica-Assistente e Preceptora do Serviço de Alergia do Hospital do Servidor Público Estadual de São Paulo (HSPE-SP). Doutora em Ciências pela Faculdade de Medicina da Universidade de São Paulo (FMUSP) na Área de Alergia e Imunologia. Professora da Faculdade de Medicina da Universidade da Cidade de São Paulo (UNICID). Diretora Secretária da Associação Brasileira de Alergia e Imunologia (ASBAI), Regional São Paulo. Membro do Departamento Científico de Imunoterapia e da Comissão de Título de Especialista da ASBAI.

Prefácio

As doenças alérgicas, como a asma, rinite, conjuntivite alérgica, alergia a picada de insetos himenópteros, entre outras, são doenças crônicas bastante comuns e podem ser controladas em boa parte dos casos com medicações sintomáticas. Contudo, em alguns pacientes, quando a alergia é preponderante, pode ser necessária a realização de tratamento de dessensibilização específica.

Assim sendo, o Departamento de Imunoterapia da Associação Brasileira de Alergia e Imunologia (ASBAI), por meio de critérios científicos e ancorado na experiência clínica, preparou este livro sobre *Imunoterapia com Alérgenos*, volume da *Série Alergia e Imunologia da ASBAI*, que se constitui em uma publicação inovadora sobre esse tema.

A boa prática em Imunoterapia perpassa por uma formação sólida e especializada na área de alergia e imunologia. Quando esse plano terapêutico é bem indicado, selecionado e planejado por um médico especialista pode mudar o curso natural da doença alérgica e resultar em grande benefício ao paciente. Importante ressaltar mais uma vez que é um procedimento operador-dependente no que se refere aos fundamentos técnico-científicos. Atualmente, para esse arsenal terapêutico, há evidência científica robusta que retardou a ser demonstrada por conta de indicação banal e de leviandades na indicação, no planejamento e na execução.

Este volume aborda as indicações da imunoterapia específica, como deve proceder o profissional adequadamente habilitado, onde e como realizar esse tratamento, as vias de administração, os fundamentos dos extratos e diluições, as reações adversas e os diversos pressupostos para que o especialista tenha o domínio dos fundamentos técnicos, resultando no melhor a ser feito para o seu paciente.

Gostaria de uma vez mais ressaltar que este livro foi cuidadosamente elaborado de maneira altruística e voluntária por especialistas da ASBAI para que o especialista em alergia e imunologia seja valorizado como o médico com padrão-ouro para realizar esse procedimento.

Este livro é de uso EXCLUSIVO seu, que teve formação adequada na área e possui o título de especialista em alergia e imunologia – e assim, com essa atitude de cidadania, buscamos fornecer instrumental teórico e também valorizá-lo como o profissional efetivamente capacitado a realizar esse procedimento.

Boa prática e boa leitura!

Emanuel Sávio Cavalcanti Sarinho
Presidente da Associacao Brasileira
de Alergia e Imunologia (ASBAI)
(bienio 2021-2022)

Sumário

1 Diretrizes e Fundamentos das Boas Práticas Clínicas em Imunoterapia com Alérgenos, 1
Fernando Monteiro Aarestrup

2 Indicações e Contraindicações, 5
Veridiana Aun Rufino Pereira
Ernesto Akio Taketomi

3 O Profissional Habilitado e Suas Responsabilidades, 9
Simone Valladão Curi
Ernesto Akio Taketomi

4 Onde Realizar a Imunoterapia, 13
Elaine Gagete

5 Vias de Administração Atualmente Disponíveis para Imunoterapia com Alérgenos (ITA) no Brasil, 19
Sidney Souteban Maranhão Casado
Ernesto Akio Taketomi
Fernando Monteiro Aarestrup

6 Imunoterapia Subcutânea, 23

Mariana Graça Couto Miziara
Clóvis Eduardo Santos Galvão

7 Imunoterapia Sublingual, 27

Marcos Reis Gonçalves
Ernesto Akio Taketomi
Fernando Monteiro Aarestrup

8 Extratos e Diluições, 33

Gil Bardini Alves
Elaine Gagete

9 Imunoterapia Específica com Veneno de Himenópteros, 43

Clóvis Eduardo Santos Galvão

10 Reações Adversas à Imunoterapia, 47

Anna Caroline Nóbrega Machado Arruda
Ernesto Akio Taketomi

11 Legislação, 57

Geórgia Véras de Araújo Gueiros Lira
Ernesto Akio Taketomi

Referências Bibliográficas, 63

Anexos, 69
Anexo IA, 70
Anexo IB, 72
Anexo IC, 74
Anexo II, 77
Anexo IIA, 77
Anexo IIB, 78
Anexo III, 79
Anexo IV, 80

Índice Remissivo, 81

Capítulo

1

Diretrizes e Fundamentos das Boas Práticas Clínicas em Imunoterapia com Alérgenos

Fernando Monteiro Aarestrup

A especialidade médica em Alergia e Imunologia se caracteriza pela formação acadêmico-profissional adequada para realizar o diagnóstico e tratamento de doenças alérgicas e imunológicas. O especialista em alergia e imunologia possui conhecimento profundo e sólido dos mecanismos imunológicos envolvidos na saúde e na doença.

A imunoterapia alérgeno-específica possui história de mais de um século. Desde 1911, com o estudo publicado por Leonard Noon[1] e John Freeman,[2] essa estratégia de dessensibilização e indução da tolerância imunológica vem proporcionando uma verdadeira revolução no tratamento de doenças alérgicas mediadas por IgE. Na última década, a estratégia de imunoterapia passou a ser também utilizada no tratamento de determinados tipos de câncer e doenças autoimunes. As sociedades internacionais na área de alergia e imunologia estabeleceram nova nomenclatura mundial denominada imunoterapia com alérgenos (ITA), com a finalidade de melhor representar a imunoterapia específica para o tratamento das doenças alérgicas.

Para realização da ITA há necessidade de procedimento exclusivo pertinente à formação do profissional alergista e imunologista: a identificação dos alérgenos por meio de testes alérgicos e interpretação adequada de exames complementares. Portanto, a ITA representa em sua essência o primórdio do que conhecemos hoje como Medicina de Precisão. Doenças alérgicas e imunológicas comprometem vários órgãos e sistemas podendo ter vários sítios de doenças, como pele, vias aéreas superiores e inferiores, sistema gastrointestinal e olhos. A formação profissional do especialista em alergia e imunologia além de proporcionar preparo adequado em propedêutica clínica e terapêutica farmacológica, inclui a realização de testes alérgicos específicos e a indicação e implementação adequada da

ITA. Desse modo, o especialista em alergia e imunologia é um profissional singular no que tange a capacidade de aplicar conhecimentos atuais de imunologia proporcionando diagnóstico etiológico acurado e imunomodulação da resposta alérgeno-específica.

A ITA é considerada o único procedimento terapêutico capaz de modificar a história natural das doenças alérgicas, representando o estado da arte no exercício profissional em Alergia e Imunologia. Essa estratégia de imunomodulação é capaz de promover a remissão e controle das doenças alérgicas por períodos prolongados, mesmo após o seu término de administração. O controle da doença alérgica permanece por, pelo menos, de 7 a 10 anos, sem uso de medicamentos, podendo permanecer por toda a vida do indivíduo. Além disso, quadros recidivantes, quando ocorrem, são geralmente menos agressivos.

No Brasil, a Resolução CFM nº 2.215/2018 regulamenta o emprego de extratos alergênicos para fins diagnósticos e terapêuticos nas doenças alérgicas.[3] A responsabilidade técnica dos serviços de alergia e imunologia deve ser exercida por médico com registro de qualificação de especialista (RQE) em alergia e imunologia.

Nos serviços com atendimento exclusivo de pacientes pediátricos, a responsabilidade técnica deve ser exercida por médico com RQE em alergia e imunologia ou RQE em alergia e imunologia pediátrica. Essa resolução do CFM orienta de modo adequado a fiscalização pelos órgãos de vigilância sanitária, visando o controle de qualidade e segurança da população quanto ao emprego de extratos alergênicos com finalidade diagnóstica e terapêutica via administração da ITA.

O presente documento tem como objetivo principal estabelecer recomendações de boas práticas para o emprego da ITA. Por fim, ressaltamos que a formação especializada em alergia e imunologia é a condição primordial para que possamos garantir indicações precisas, segurança e eficácia no emprego da ITA. Desejamos a todos uma profícua utilização deste manual visando as boas práticas clínicas no emprego da ITA no tratamento de doenças alérgicas.

Pontos-Chave

- O especialista em alergia e imunologia possui conhecimento profundo e sólido dos mecanismos imunológicos das doenças alérgicas.
- Imunoterapia com alérgenos (ITA) é o termo atualmente utilizado para designar a imunoterapia específica utilizada no tratamento de doenças alérgicas.
- A formação profissional do médico alergista e imunologista inclui, de modo exclusivo, a realização de testes alérgicos específicos e a indicação e implementação adequada da ITA.
- O tratamento com ITA é capaz de promover a remissão e controle das doenças alérgicas por períodos prolongados, sem o uso de fármacos, mesmo após o seu término de administração.
- A responsabilidade técnica dos serviços de alergia e imunologia deverá ser exercida por médico com registro de qualificação de especialista (RQE) em alergia e imunologia.
- Para atendimento exclusivo de pacientes pediátricos com doença imunoalérgica, a responsabilidade técnica deverá ser exercida por médico com RQE em alergia e imunologia ou RQE em alergia e imunologia pediátrica.
- Boas práticas clínicas para o emprego da ITA garantem indicações precisas, segurança e eficácia do tratamento.

Capítulo
2

Indicações e Contraindicações

Veridiana Aun Rufino Pereira
Ernesto Akio Taketomi

A imunoterapia com alérgenos vem sendo utilizada mundialmente há mais de um século para o tratamento de rinoconjuntivite, asma e alergia a veneno de himenópteros, em pacientes com evidência de mecanismo mediado por anticorpos IgE específicos a alérgenos clinicamente relevantes. Em 2011, Cox et al.[4] incluíram a dermatite atópica associada a sensibilização à aeroalérgenos nas possíveis indicações de imunoterapia. Diversos fatores influenciam a decisão de iniciar ou não esse tratamento:[4]

- Preferência do paciente.
- Adesão ao tratamento.
- Necessidade de medicação e controle ambiental.
- Efeitos adversos dos medicamentos utilizados no tratamento.
- Coexistência de rinite e asma.
- Prevenção de asma em pacientes com rinite.

Enquanto as indicações clínicas para imunoterapia são bem definidas, as contraindicações permanecem controversas. Trata-se de uma situação clínica, na qual a administração de extratos alergênicos não deve ser realizada, pois pode comprometer a segurança do paciente (doenças concomitantes, uso de medicamentos). Existem diferenças entre as diretrizes mundiais quanto às contraindicações absolutas ou relativas, além do tipo de administração (subcutânea ou sublingual) e de alérgenos (aeroalérgenos ou veneno).

De maneira geral, as principais contraindicações absolutas da imunoterapia são:[5,6]

- Obstrução crônica irreversível das vias aéreas, incluindo pacientes com VEF1 < 70% do predito, apesar do tratamento adequado.
- Doenças autoimunes, neoplasias, imunodeficiências em atividade.

- Indivíduos HIV positivos com contagem de CD4 < 200 células/mm^3.
- Distúrbio psiquiátrico grave.

Quanto às contraindicações relativas destacam-se:[5,6]
- Asma grave não controlada.
- Uso de β-bloqueadores, inibidores da ECA e inibidores da monoaminoxidase.
- Doenças cardiovasculares.
- Gestação – a imunoterapia não deve ser indicada durante a gravidez, mas a dose poderá ser mantida até o final da gestação, se a paciente engravidar durante o tratamento.

É importante ressaltar que a imunoterapia pode ser aplicada em qualquer faixa etária, descartadas as contraindicações acima citadas e desde que seja demonstrada a presença de IgE específica contra alérgenos clinicamente relevantes.[4] Entretanto, as aplicações subcutâneas têm sido evitadas na faixa etária abaixo de 5 anos, pela dificuldade de a criança relatar sintomas de uma possível reação sistêmica iminente, além das injeções serem traumáticas nessa idade. Uma boa opção seria a imunoterapia específica com alérgenos via sublingual (ITSL), porém as gotas sublinguais devem permanecer debaixo da língua por 1 a 2 minutos antes de serem ingeridas, o que é impraticável para crianças menores de 2 anos. Sendo assim, alguns autores consideram idade menor de 2 anos uma contraindicação absoluta de IT.[5,6]

Capítulo

3

O Profissional Habilitado e Suas Responsabilidades

Simone Valladão Curi
Ernesto Akio Taketomi

A imunoterapia específica com alérgenos (ITA) é um procedimento médico reconhecido pela Associação Médica Brasileira e pelo Conselho Federal de Medicina.[3]

De acordo com o Art. 1º da Resolução nº 2.215/2018 do CFM,[3] a utilização de extratos alergênicos para fins diagnósticos e terapêuticos é um procedimento integrante da prática médica, devendo o médico selecionar, fixar as concentrações dos alérgenos, prescrever e orientar as diluições adequadas a serem administradas aos pacientes para ITA, com base na intensidade e na importância clínica da sensibilização alérgica identificada, observados os padrões internacionalmente aceitos como de excelência técnica.

A ITA deve ser personalizada e individualizada de acordo com o grau de reatividade e a relevância clínica da sensibilização alérgica apresentada pelo paciente (Preâmbulo, Resolução nº 2.215/2018 do CFM).[3] A indicação, a orientação, a prescrição, o planejamento, o acompanhamento e a supervisão do esquema de aplicação da ITA subcutânea ou sublingual, são atos privativos de médicos (Art. 2º, Resolução nº 2.215/2018 do CFM).[3] A aplicação e o acompanhamento da ITA são baseados no planejamento técnico elaborado pelo médico responsável. Para o planejamento técnico da ITA, o médico responsável deve analisar os dados da história clínica, do exame físico e de exames complementares, bem como certificar-se da existência de comprovação científica de possível benefício da imunoterapia para cada indicação clínica, conforme o item 2 (Da Responsabilidade) do Anexo da Resolução nº 2.215/2018 do CFM.[3]

De acordo com o art. 3º da Resolução do CFM nº 2.215/2018,[3] a prescrição, o planejamento e a supervisão do esquema de aplicação da ITA, subcutânea ou sublingual, é um ato privativo de médico, ou seja, somente médico, de qualquer especialidade, pode realizar qualquer procedimento e será inteiramente responsável por ele, legal e/

ou eticamente. Contudo, devido à complexidade do procedimento e à necessidade de conhecimentos aprofundados para formular um extrato alergênico adequado e para conduzir de maneira correta o tratamento é recomendável que esse seja realizado por médico especialista em Alergia e Imunologia.[4,7,8]

Ao indicar a ITA, o médico deve ter confirmado que o paciente é sensível a determinado alérgeno com o qual tem contato e que a exposição alergênica induz ao agravamento dos sintomas. É preciso treinamento adequado para orientar com propriedade a introdução de alérgenos em pessoa reconhecidamente sensível.[7,8]

A resposta à ITA é individual, tanto em relação à eficácia do tratamento como quanto à incidência de efeitos adversos.[4] Cada prescrição é única e o esquema de administração pode variar de um paciente para outro.[7] Ao realizar a prescrição da ITA deve-se atentar para as seguintes considerações: extratos alergênicos a serem incluídos baseado na história clínica do paciente e sua sensibilidade, dose de indução e manutenção, potência dos extratos alergênicos disponíveis, padrões de reatividade cruzada, possibilidade de efeitos deletérios (de degradação) da mistura de alguns extratos alergênicos, entre outros.[4,7,8]

O médico especialista deve planejar o esquema de aplicação na ITA com base nos dados do paciente. A frequência das aplicações e o incremento das doses são individualizados e devem ser constantemente monitorados. O acompanhamento do tratamento permite efetuar as modificações de doses e de frequência de aplicações para que se obtenha o melhor efeito, no menor período de tempo, respeitando as normas de segurança internacionalmente preconizadas, conforme dispostas na Resolução CFM nº 2.215/2018.[3]

Para que a ITA seja eficaz, é fundamental que sua indicação seja correta, que os extratos alergênicos sejam de boa qualidade, que a manipulação dos mesmos seja feita em local apropriado e por profissional experiente e que os frascos dos extratos sejam armazenados adequadamente.[4] Cabe salientar que é fundamental ter, no local onde será realizada a ITA, profissional treinado para diagnosticar e tratar prontamente reações adversas, incluindo reações sistêmicas, além de possuir equipamentos e medicamentos necessários de suporte para tratar uma eventual emergência, conforme descrito no item 1 do Anexo da Resolução CFM nº 2.215/2018.[3]

É previsto no Código de Ética Médica (CEM), aprovado inicialmente por meio da Resolução do CFM nº 1.931/2009[9] e, posteriormente revogada pela Resolução do CFM nº 2.217/2018,[10] que o médico não pode fazer da medicina um comércio, segundo o IX Princípio Fundamental, assim como, não pode obter vantagem pela comercialização de medicamentos, de acordo com o art. 69, ambos do Código de Ética Médica estabelecidos junto ao Anexo da Resolução CFM nº 2.217/2018.[10] Portanto, deve ser enfatizado que os médicos não podem comercializar os extratos alergênicos. Isto, todavia, não impede que recebam honorários pelo planejamento e acompanhamento da aplicação da ITA, conforme descrito na sessão "Exposição de Motivos" da Resolução nº 2.215/2018 do CFM.[3]

A responsabilidade técnica dos serviços de alergia e imunologia deverá ser exercida por médico com registro de qualificação de especialista (RQE) em alergia e imunologia, no CRM de sua jurisdição, conforme Capítulo VIII, artigo 9º, parágrafo 1º do Anexo da Resolução CFM nº 2.147/2016.[11] Nos serviços com atendimento exclusivo de pacientes pediátricos, a responsabilidade técnica deverá ser exercida por médico com RQE em alergia e imunologia ou RQE em alergia e imunologia pediátrica, conforme estabelecido no parágrafo único do art. 4º da Resolução CFM nº 2.215/2018.[3]

Capítulo

4

Onde Realizar a Imunoterapia

Elaine Gagete

A imunoterapia com alérgenos (ITA) é um dos instrumentos terapêuticos mais importantes do alergista e imunologista, porém, em sua forma subcutânea (ITSC), pode desencadear até 0,025% a 0,4% de reações adversas, inclusive anafilaxias, em esquemas convencionais e até 4% em regimes acelerados como na terapia *rush*.[12] Em razão disso, é extremamente importante que o(a) alergista e imunologista disponha de um ambiente seguro para diluição e aplicação de extratos alergênicos, evitando, assim, riscos não apenas relativos às reações de hipersensibilidade, mas também garantindo aplicação estéril, evitando contaminações, e assegurando a boa qualidade dos extratos que perdem potência sob armazenamento inadequado. Além do conhecimento do(a) médico(a), é muito importante que toda a equipe esteja preparada para reconhecer situações de anafilaxia e agir de maneira coordenada, evitando, assim, riscos ao paciente. Desse modo, treinamentos periódicos e checagem de todo o processo são fundamentais.[13]

No item 1 do Anexo da Resolução CFM n° 2.215/2018 prevê que os consultórios devem ser divididos em categorias, sendo exigido consultório nível 2 para a ITSC tanto de inalantes quanto de insetos.[3] Tais consultórios devem apresentar uma infraestrutura adequada para a realização de imunoterapia com alérgenos por via subcutânea (aeroalérgenos e venenos) com as seguintes especificações:

- Sala azulejada ou revestida de material impermeabilizante (epóxi ou material cerâmico).
- Piso frio para facilitar a limpeza.
- Pia.
- Geladeira com termômetro de mínima e máxima (4 °C a 17 °C) para acondicionamento exclusivo de testes e vacinas, antígenos com registro na Anvisa, como mostrado na Figura 4.1.
- Bancadas e armários de linhas retas para facilitar a higienização.

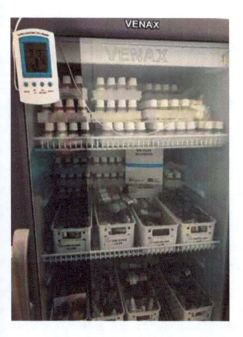

FIGURA 4.1. Geladeira para armazenamento de extratos alergênicos com controle de temperatura mínima e máxima.

- Deve dispor dos seguintes medicamentos, como ilustrados na Figura 4.2:
  - Adrenalina 1:1.000 (1 mg/mL).
  - Anti-histamínicos (difenidramina).
  - Adrenérgico agonista.
  - Glicocorticoide (hidrocortisona, metilprednisolona, prednisolona).
  - Anti-histamínico H2 EV (ranitidina).

O site da ASBAI fornece a íntegra da Resolução CFM nº 2.153/2016 e o detalhamento dos níveis de consultório exigidos pelo CFM.[14,15] Tais normas estão de acordo com diretrizes internacionais.[4,16,17] A Academia Americana e o Colégio Americano de Alergia, Asma e Imunologia[4] salientam que o melhor local para se aplicar a

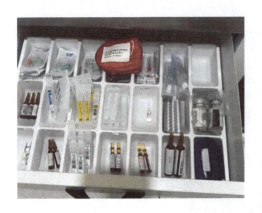

FIGURA 4.2. Medicamentos e materiais disponíveis para atendimento de reações adversas.

ITSC é na própria clínica do(a) profissional prescritor. Entretanto, se tal não for possível, poder-se-á aplicar sob a supervisão de outro(a) colega, desde que garantidas as mesmas especificações quanto à segurança. Recomenda-se fortemente, entretanto, que pacientes com alto risco de reações devem ser tratados sob a vigilância do(a) próprio(a) médico(a) prescritor. Outro ponto que é discutido nessa normativa é sobre se quando o benefício da ITSC claramente for superior ao risco, e na impossibilidade de o(a) paciente receber o tratamento em clínicas, poder-se-ia permitir que o mesmo fosse realizado em domicílio. Nesse caso, a Academia Americana e o Colégio Americano sugerem que após termo e esclarecimento, um familiar próximo ou o(a) próprio(a) paciente fosse esclarecido como identificar sintomas de anafilaxia e tratar, sendo que para tanto, precisaria portar adrenalina autoinjetável. Esse Departamento Científico de Imunoterapia da Associação Brasileira de Alergia e Imunologia não compartilha dessa exceção, pois nossa população é diferente da americana e o acesso a esses autoinjetores também é muito mais difícil.

Portanto, é consenso entre nós que a ITSC seja realizada em consultório nível 2, sob supervisão de um(a) médico(a) que possa tratar de reações sistêmicas caso elas apareçam, não necessariamente na clínica do prescritor, particularmente para aqueles pacientes que residem fora do município de sua atuação. Ainda de acordo com as normas do CFM já citadas,[3] o que se permite é que esse local adequado possa estar a até quatro minutos do local de aplicação da imunoterapia. Assim, colegas que têm clínicas próximas a Pronto Socorro, ou mesmo que trabalhem em ambulatórios dentro de hospitais, poderiam utilizar as instalações dos mesmos, desde que se garantisse ao paciente esse tempo máximo de socorro em caso de reações.

Antes de se iniciar a ITSC, o paciente deve ser informado sobre os riscos e os benefícios do tratamento e assinar um termo de consentimento livre e esclarecido, cujo modelo pode ser encontrado no site da ASBAI[18] ou conforme sugerido no Anexo IA.

Com relação à ITSL, a mesma apresenta excelente perfil de segurança, sendo que os principais efeitos colaterais são locais (prurido e edema discreto de orofaringe), devendo ser informado sobre os principais riscos e obter assinatura do termo de consentimento, conforme sugerido no Anexo IB.

Desse modo, não há necessidade de ser feita a ITSL em clínica, exceto as doses iniciais, podendo o(a) paciente ser orientado(a) a fazer em casa durante a fase de manutenção.[19]

Capítulo
5

Vias de Administração Atualmente Disponíveis para Imunoterapia com Alérgenos (ITA) no Brasil

Sidney Souteban Maranhão Casado
Ernesto Akio Taketomi
Fernando Monteiro Aarestrup

Apesar de serem estudadas outras vias de administração como epicutânea, oral, nasal, brônquica e linfática ainda são necessários futuros estudos controlados adicionais para padronização e comprovação da garantia da eficácia e segurança dessas alternativas.[19-23] Sendo assim, neste manual vamos priorizar as duas vias de administração padronizadas e largamente empregadas na prática clínica, a imunoterapia subcutânea (ITSC) e a imunoterapia sublingual (ITSL), as quais destacaremos aqui suas principais características.

Segundo a Organização Mundial de Saúde (OMS), a ITA é o único tratamento capaz de mudar a história natural da rinite, da rinoconjuntivite e da asma alérgicas.[19] Existem algumas pequenas diferenças de orientação para manejo da ITA nos diversos consensos internacionais. Diversos estudos vêm demonstrando que a ITA pode contribuir também para o tratamento de outras doenças alérgicas, como a dermatite atópica.[19-23] A ITSC é o método utilizado há mais tempo e, também, o mais amplamente utilizado no Brasil e nos Estados Unidos. Atualmente, no Brasil, a ITSL é disponibilizada sob a forma de gotas.[20] Essa modalidade de ITA é utilizada na Europa desde a década de 80 quando foram realizados os primeiros ensaios clínicos.[20,21] Recentemente, a FDA (*Food and Drug Administration*) aprovou para utilização nos Estados Unidos a ITSL sobre a forma de comprimidos.[19,20] A escolha de extratos alergênicos e sua diluição é uma importante etapa do processo que requer formação profissional adequada. Por fim, ressaltamos que a terapêutica com ambos os modos de administração da ITA deve ser prescrita e supervisionada por médico com RQE em alergia e imunologia e/ou área de atuação em alergia pediátrica. Um modelo de prescrição para a ITSL (A) e ITSC (B) pode ser visto no Anexo II.

Imunoterapia Subcutânea (ITSC)

A ITSC completa este ano 111 anos de existência. Sua eficácia e segurança foram comprovados por diversos ensaios clínicos realizados por mais de um século. Classicamente é utilizada no tratamento de pacientes sensibilizados com ácaros da poeira domiciliar, pêlo de animais e pólens. A via subcutânea é a única que apresenta eficácia comprovada para a realização de imunoterapia para picada/ferroada de insetos himenópteros.[16,19-22,24] Atualmente, conhece-se muito sobre o seu mecanismo de ação, ressaltando o importante desenvolvimento de células T reguladoras (Treg) e a participação de anticorpos bloqueadores específicos a alérgenos, particularmente a IgG4. Proporções aumentadas de células Treg foram descritas após início de tratamento com ITSC, o que revelou o papel das células Treg, secretando citocinas imunomoduladoras, promovendo tolerância imunológica alérgeno-específica.[16,22-25] O principal indicador da eficácia da ITA é a combinação do controle dos sinais e sintomas das doenças alérgicas com redução ou total ausência de emprego de medicações, particularmente quanto ao uso de corticoides. Mesmo após o término do tratamento os pacientes permanecem com a doença controlada em média por 7 a 10 anos. Recidivas das doenças alérgicas, quando ocorrem, geralmente possuem apresentação clínica muito mais branda. Portanto, o efeito a longo prazo é uma característica marcante da excelência dessa terapêutica, modificando a história natural das doenças alérgicas.[19-22]

A ITSC pode provocar reação local com rubor e edema imediatamente ou várias horas após a administração. Reações sistêmicas leves representadas por espirros, congestão nasal e/ou urticária podem ocorrer. As reações graves com ITSC são raras, mas requerem atenção médica imediata. O risco de reações sistêmicas graves é maior na ITSC para veneno de himenópteros do que para alérgenos inalatórios. A ITSC deve ser administrada por médico treinado no manejo de reações anafiláticas, em ambiente com infraestrutura e disponibilidade de medicamentos adequados.[19-22,24,26,27]

Imunoterapia Sublingual (ITSL)

A ITSL deve ser administrada sob a língua ou na mucosa vestibular do lábio inferior, o que permite que o alérgeno esteja em contato com a mucosa bucal por pelo menos 2 minutos. Os alérgenos atravessam a mucosa em 15 a 30 minutos. Eles são então capturados pelas células dendríticas e processados em pequenos peptídeos. Em seguida, uma resposta imune sistêmica é iniciada. As células Treg protagonizam o mecanismo de ação da ITSL de modo semelhante ao observado na ITSC. A supressão de células Th2 alérgeno-específicas é uma etapa crucial no processo de indução da tolerância periférica e dessensibilização alérgica. Uma diminuição significativa na proporção anticorpos IgE/IgG4 alérgeno-específica ocorre após vários meses.[28] Meta-análises recentes mostraram que a ITSL é eficiente em crianças e adultos.[16,19-21,28,29]

A ITSL pode ser administrada em domicílio. Entretanto, recomenda-se que a primeira dose, quando administrada nova concentração, deve ser aplicada sob a supervisão de um médico em serviço ou clínica especializada em Alergia e Imunologia. A grande maioria dos eventos adversos é de manifestação leve (prurido na mucosa bucal, edema em lábios, coriza e náuseas). Embora apresente alto perfil de segurança, a ITSL pode provocar reações sistêmicas, particularmente em portadores de asma. Desse modo, ressaltamos que essa modalidade de ITA requer indicações e manejo clínico específicos pertinentes ao médico com formação acadêmica em alergia e imunologia.

Capítulo
6

Imunoterapia Subcutânea

Mariana Graça Couto Miziara
Clóvis Eduardo Santos Galvão

A imunoterapia subcutânea (ITSC) é utilizada há décadas, e é reconhecidamente eficaz na redução de sintomas.[30] Há maior experiência clínica, maior quantidade de evidências científicas e oferece custo inferior à via sublingual,[31] sendo atualmente a principal via de administração de imunoterapia em nosso meio.

Na ITSC, há duas fases: indução e manutenção. A fase de indução implica em administração de doses crescentes para que o paciente tolere a fase de manutenção. Em geral, o esquema de dosagem utilizado na forma convencional inclui o aumento de doses com intervalos de 3, 5 ou 7 dias, com aumento gradual de alérgenos. Ao se alcançar a dose de manutenção, em geral entre 3 e 6 meses, é prescrito um volume constante que será mantido em intervalos maiores, entre 2 e 4 semanas.[32] A dose de manutenção é a dose eficaz do tratamento que irá proporcionar melhora clínica.

O extrato deve ser individualizado e escolhido de acordo com a história clínica e o resultado do teste alérgico. Devem ser usados extratos padronizados na preparação dos alérgenos da imunoterapia. A dose inicial de diluição é entre 1.000 e 10.000 vezes em relação ao concentrado de manutenção. Em geral, concentrações mais diluídas são utilizadas para pacientes altamente sensíveis, segundo a história clínica ou teste cutâneo.[4] A dose de manutenção efetiva dos ácaros (*Dermatophagoides farinae* e *D. pteronyssinus*) é de 500 a 2.000 AU.[32] Se a concentração do alérgenos é conhecida, a OMS preconiza a dose de 5 a 20 µg/dose de alérgeno principal.[33]

Embora o ajuste de dose após uma reação grave seja controverso e não haja diretrizes baseadas em evidências, é possível reduzir para a dose tolerada previamente e se houver boa resposta, um aumento cauteloso nas doses subsequentes pode ser feito. É importante avaliar o risco/benefício antes de continuar a imunoterapia.[4]

A eficácia clinicamente perceptível na via subcutânea geralmente é alcançada nos primeiros 6 meses de tratamento, já na fase de manutenção, o efeito a longo prazo após suspensão está bem documentado. Para sucesso do tratamento, é importante empregar extratos alergênicos padronizados, dose adequada e seguimento com alergista e imunologista.[30] A adesão à ITA é fator determinante no sucesso.

A vacina é aplicada na face lateral do braço, a meia distância entre o ombro e o cotovelo, após limpeza do local com álcool, com injeções periódicas. O tecido subcutâneo tem suprimento sanguíneo limitado e permite absorção lenta. A vacina deve sempre ser administrada em ambiente que permita imediata identificação e tratamento de reações adversas.[32]

Alguns autores desenvolveram esquemas "acelerados" dessa imunoterapia, os quais são denominados *Cluster* (agrupado) e *Rush* (rápido), onde as doses são mais altas e mais rápidas, requerem mais de uma injeção por dia. Dessa maneira, alcança-se mais rapidamente a fase de manutenção e, consequentemente, a dose terapêutica, porém há mais probabilidades de efeitos adversos.[30]

A duração do tratamento é de 3 a 5 anos e foi definida baseando-se no tempo necessário para que os efeitos sejam alcançados mesmo após suspensão.[32] O tempo é contado a partir da fase de manutenção, pois corresponde a dose efetiva. Para avaliar esse tempo, é necessário avaliar o diagnóstico, gravidade da doença e resposta clínica do paciente. Não há marcadores específicos que permitam prever a suspensão da imunoterapia e quais pacientes manterão a remissão clínica após suspensão.[4] Contudo, o médico deve orientar o período adequado para finalização do tratamento. Ressaltamos que a dose de Manutenção deve ser individualizada para cada paciente e após a administração da dose de imunoterapia o paciente deve ser observado por pelo menos 30 minutos para o manejo adequado de eventuais reações.

Capítulo

7

Imunoterapia Sublingual

Marcos Reis Gonçalves
Ernesto Akio Taketomi
Fernando Monteiro Aarestrup

Vários estudos demonstram a eficácia e segurança da Imunoterapia sublingual (ITSL) para o tratamento de doenças alérgicas.[34] O objetivo deste capítulo é fornecer informações sobre esquemas posológicos e duração da ITSL.

Os estudos que avaliaram a segurança e eficácia da ITSL tiveram uma grande variabilidade em sua metodologia. As doses administradas individualmente em cada estudo variavam na ordem de 5.000 vezes e a dose cumulativa mensal da ITSL quando comparada com a dose mensal da via subcutânea variava de 0,017 a > 500 vezes. Porém, quando se comparam faixas de doses diárias de alérgeno (< 5 mcg/dia, 5-20 mcg/dia e > 20 mcg/dia) foi constatado que em todas houve eficácia do tratamento.[35] O esquema terapêutico com ITSL, geralmente, inicia-se com uma fase de indução, onde são aplicadas doses crescentes do alérgeno. A fase de indução pode ser lenta, assim como ocorre na ITSC, mas diversos estudos demonstram a segurança e possibilidade dessa fase ocorrer de maneira mais rápida. Existem protocolos onde a dose de manutenção foi atingida em 30 a 60 minutos.[36]

Por haver uma dificuldade na equivalência de doses entre os estudos, fica impossível determinar qual esquema posológico apresenta a maior eficácia e menor possibilidade de apresentar efeitos adversos. Alguns estudos demostram que quanto mais rápido se atinja a dose de manutenção (semanas, dias ou horas) maior a possibilidade de reações locais ou até mesmo sistêmicas.[35,36] Porém, outros estudos não constataram tal associação entre maior taxa de efeitos adversos quando é realizada mais rapidamente a fase de indução na ITSL.[19]

A estratégia de tratamento pode ser contínua ou não contínua. No tratamento contínuo a dose é administrada diariamente durante todo o ano. A estratégia não contínua ainda pode ser pré-sazonal, cossazonal e pré-cossazonal. Na administração pré-sazonal a ITSL é iniciada antes do período estacional até o seu início, enquanto a ITSL cossazonal é realizada no início da estação de pólens e interrompida no final da temporada. Na pré-cossazonal ela é iniciada alguns meses antes da temporada de pólens e interrompida no final da mesma.[37] A prática mais aceita atualmente na administração da ITSL é que o conteúdo da mesma seja deglutida após 1-3 minutos de permanência na cavidade bucal.[37-39] Nesse contexto, estudos demonstraram que se esse conteúdo não for deglutido, há uma perda de 30% do alérgeno após essa ação. A aplicação pode ser realizada na região sublingual ou na mucosa vestibular do lábio inferior.[39] Alguns estudos demonstraram que o esquema posológico onde a administração da ITSL foi feita diariamente, a melhora clínica dos pacientes foi mais significativa.[37] Além disso, as aplicações diárias parecem contribuir para aumento da adesão ao tratamento.

Um estudo clássico, onde pacientes portadores de rinite alérgica foram acompanhados por 15 anos, utilizou um esquema posológico de doses administradas 3 vezes por semana (dose média cumulativa anual de 390 μg de Der p 1 e Der p 2). Pacientes submetidos à ITSL foram divididos em grupos onde receberam o tratamento por 3, 4 e 5 anos. Todos os grupos demonstraram melhora dos sintomas da rinite alérgica, sendo essa melhora progressiva quanto mais anos durava o tratamento. Pacientes que completaram o tratamento em 4 ou 5 anos, apresentaram retorno dos sintomas da doença em média após 8 anos do final do tratamento, enquanto pacientes que completaram o tratamento em 3 anos, tiveram retorno dos sintomas, em média, após 7 anos do final do tratamento. Concluiu-se que o tempo total razoável para se realizar a ITSL é de 4 anos, pois se obteve um período satisfatório (8 anos) sem retorno dos sintomas.[38]

A dose de manutenção da ITSL geralmente é administrada diariamente ou em até 3 vezes por semana. As doses da ITSL devem ser calculadas cumulativamente até que seja alcançada a dose mensal recomendada. As recomendações dos fabricantes devem ser consideradas para obtermos o sucesso terapêutico, visto que os extratos possuem características específicas, como quantidade de alérgenos principais e secundários e potência biológica.[19,21,36-39] A dose de manutenção utilizada deve levar em consideração as características do extrato alergênico, levando-se em consideração a quantidade de alérgenos principais (μg/mL) e a potência (unidades biológicas). A diluição final para alcançar a dose de manutenção desejada dependendo das características do extrato geralmente são alcançadas com diluições de 1:10, 1:5 ou 1:1.

A primeira aplicação de cada novo frasco de ITSL em gotas, com aumento de concentração, deve ser sempre realizada no consultório médico, após ter sido realizado criterioso exame clínico. Ajustes na dose podem ser necessários dependendo da evolução clínica individual. Os ajustes de dose podem ser realizados aumentando ou diminuindo a concentração, o número de gotas e/ou a frequência de aplicação.[19,21,36-39] Cada gota corresponde a 0,05 mL, desse modo podemos calcular as doses específicas de acordo com as características de cada extrato, conforme exemplificação abaixo:

a) Extrato diluição 1:1 – 15 μg de alérgenos/mL

- Frasco de 8 mL – 120 μg (conteúdo total)
- Gota 0,05 mL – 0,75 μg/gota

b) Extrato diluição 1:10 – 1,5 μg de alérgenos/mL

- Frasco de 8 mL – 12 μg (conteúdo total)
- Gota 0,05 mL – 0,075 μg/gota

A Tabela 7.1 apresenta as doses de ITSL utilizadas nos seus respectivos estudos durante a fase de manutenção com aplicações 3 vezes por semana.

TABELA 7.1. Doses de manutenção utilizadas nos principais ensaios clínicos de ITSL, com aplicação 3 vezes por semana

Autor, ano	Dose (diária)	Alérgeno
Durham, 2006	15 mcg Phl p 5	Gramínea
Didier, 2007	25 mcg Grupo 5	Gramínea
Creticos, 2013	12 mcg Amb a 1	Pólen
Nolte, 2015	12 DU (= 6 SQ)	Pólen
Bergmann, 2014	Der p 1/Der f 1 16/68/d	Ácaros
Mosbech, 2014	15 mcg/d	Ácaros
Virchow, 2016	6 ou 12 HDM-SQ/d	Ácaros
Demoly, 2017	6 ou 12 HDM-SQ/d	Ácaros

Abreviaturas: Amb a 1: *Ambrosia artemisiifolia* grupo 1; DU: Unidade de Desenvolvimento; HDM: Ácaros da poeira domiciliar; Phl p 5: *Phleum pratense* grupo 5; SQ: Qualidade padronizada.
Adaptado de Passalacqua, et al., 2020.[38]

Capítulo

8

Extratos e Diluições

Gil Bardini Alves
Elaine Gagete

Extrato alergênico (ou extrato antigênico) é uma solução obtida pela extração dos componentes alergênicos derivados de fontes biológicas diversas, como pólens, fungos, etc. Compreendem uma mistura de proteínas e glicoproteínas que têm a finalidade de diagnosticar *in vivo* a presença de anticorpos contra determinantes antigênicos específicos ou de tratar pacientes com hiperreatividade ao modular a resposta imune, levando à tolerância imunológica (ITA).[40]

A qualidade do extrato alergênico é crucial tanto para o diagnóstico quanto para o tratamento. O material ideal deve ser padronizado e sua potência conhecida. A padronização visa uniformizar a potência e a composição do produto.

Potência dos Extratos Alergênicos

Potência de um extrato alergênico equivale à dose necessária para uma resposta clínica especificada ou para inibição de ensaios *in vitro*. Extratos alergênicos diluídos podem perder rapidamente sua potência por degradação e/ou adsorção à superfície do frasco. Os extratos concentrados são mais estáveis e devem ser mantidos à temperatura de 4 °C a 8 °C. Alguns diluentes podem conter fenol que é excelente conservante e bem tolerado, porém pode acelerar a degradação de extratos muito diluídos.[41] Alguns fatores são apontados como capazes de interferir com a potência dos alérgenos utilizados:

a) Tempo: oxidação, alteração do pH.

b) Temperatura: o aquecimento pode resultar em perda de potência.

c) Contaminação: acelera a degradação do extrato.

d) Efeito diluição: a perda de potência é diretamente proporcional à sua diluição.

Os extratos podem ser classificados de acordo com a potência alergênica em:[4,42]

- Peso/volume: peso é expresso em gramas e volume em mililitro, ou seja, uma potência 1:100 indica que 1 g do peso seco do alérgeno foi adicionado a 100 mL da solução.
- Unidade de Nitrogênio Proteico (PNU): 1 PNU equivale a 0,01 g de nitrogênio proteico.

Não é possível se realizar nenhuma comparação de potência entre as modalidades de medidas acima. Esses métodos não medem a real potência de um extrato alergênico, visto que a determinação da PNU não indica se a proteína é alergênica ou não. Além disso, a massa de material alergênico de fontes diferentes poderá conter quantidades variáveis de alérgenos, o que significa que um extrato com pouco alérgeno e muita proteína não alergênica, poderá ter PNU mais elevada que um outro com muito alérgeno – e, portanto, mais potente – e pouca proteína não alergênica.

Os extratos disponíveis no mercado americano são expressos em Unidade Alergênica Bioequivalente (BAU). Trata-se de uma unidade de potência biológica baseada na resposta de indivíduos sensibilizados à injeção intradérmica do alérgeno. Uma diluição da solução padrão de 1:500.000 que resulte numa soma de diâmetros de eritema de 50 mm é padronizada como 10.000 BAU/mL. A padronização de dose em BAU é segura e eficaz.

A Unidade Alergênica (AU) baseia-se na quantificação do conteúdo do alérgeno principal, determinado por testes *in vitro* (inibição de ELISA).

A Unidade Biológica (BU), é uma unidade de potência, baseada na resposta de indivíduos sensibilizados ao alérgeno em estudo, de acordo com a concentração necessária para se obter pápula de diâmetro igual ao da histamina na concentração de 10 mg/mL. A média obtida na concentração do alérgeno que se deseja padronizar corresponde a 10.000 BU/mL. A Unidade Biológica é utilizada na maioria dos países europeus.

Extratos padronizados têm a vantagem de ter uma atividade biológica mais consistente e, consequentemente, uma diminuição do risco de reações adversas causada pela variabilidade da potência do extrato ao se mudar o lote do produto.

Formulação dos Extratos Alergênicos

Os extratos alergênicos estão disponíveis em formulações aquosas, glicerinadas e liofilizadas.

Extratos aquosos são os mais utilizados na imunoterapia. Normalmente são soluções salinas tamponadas contendo um agente preservativo. Extratos aquosos tendem a ser instáveis, podendo ser adicionadas albumina sérica humana (0,03%) ou glicerina para aumentar a validade.

Extratos glicerinados são extratos aquosos em que foi adicionada glicerina para estabilizar as proteínas. Devido a maior viscosidade, podem causar dor no local da aplicação da injeção. Essa formulação tem se tornado a mais utilizada devido ao maior prazo de validade e a menor formação de precipitados, o que é comum nos extratos aquosos. Extratos glicerinados podem ser utilizados para teste de puntura (*prick test*), na imunoterapia subcutânea e na sublingual (SLIT). Nessa última, ressalte-se que o extrato deve ser de 10 a 100 vezes mais concentrado do que o utilizado na ITA subcutânea.

Extratos liofilizados são altamente estáveis e a liofilização tem o intuito de estender a validade do produto. Apresentam custo mais elevado, além de necessitar maiores cuidados na manipulação e diluição. Extratos de himenópteros são os únicos liofilizados comercialmente disponíveis.[43]

São exemplos de extratos disponíveis no mercado nacional: *Blomia tropicalis, Dermatophagoides farinae, Dermatophagoides pteronyssinus, Candida albicans, Trichophyton, Alternaria alternata, Cynodon dactylon, Lolium multiflorum, Phleum pratense,* epitélio de cão, epitélio de gato, *Apis mellifera, Polistes* sp., *Solenopsis invicta,* entre outros.

Modificação dos Extratos Alergênicos

Extratos alergênicos podem ser modificados por processo químico, físico ou ambos para melhorar a relação eficácia/segurança, ou seja, doses maiores podem ser administradas sem comprometer a segurança.[44] O uso do hidróxido de alumínio tem por objetivo criar um efeito de depósito (*depot*) que resulta em uma liberação mais lenta do alérgeno no tecido e uma resposta imunológica mais pronunciada. Acréscimo de fosfato de cálcio e L-tirosina são exemplos de modificações que podem ser também realizadas.[43]

Manipulação dos Extratos pelo Alergista e Imunologista

Cabe ao alergista e imunologista a indicação do(s) melhor(es) extrato(s) a ser utilizado(s) no seu paciente. No caso da ITA, há que se definir a mistura antigênica e diluição ideais. Melhores resultados terapêuticos serão obtidos quando for utilizado o mesmo extrato alergênico empregado na realização dos testes, permitindo diluições personalizadas, de acordo com grau de sensibilidade de cada indivíduo.

Princípios da Mistura de Alérgenos na Imunoterapia

Na eventual necessidade de se realizar imunoterapia com extratos compostos (ou mistos), deve-se levar em consideração alguns pontos: reatividade cruzada entre os alérgenos, a dose ideal de cada um deles e degradação enzimática. Extratos padronizados podem ser misturados a extratos não padronizados. Estudos demonstram que extratos de ácaros, cão e gato podem ser misturados. Alérgenos com elevada atividade enzimática proteolítica, como os de pólens, fungos ou baratas, devem ser separados dos outros extratos. Não é recomendada a mistura de alérgenos de venenos de himenópteros.[4]

Diluição da Imunoterapia

Um extrato personalizado para imunoterapia com alérgenos deve ser preparado de acordo com a história clínica do paciente e os resultados dos seus testes de alergia.[19]

A diluição deve ser realizada utilizando-se técnica asséptica, como mostrado na Figura 8.1.

Deve-se iniciar com concentração baixa, sempre de acordo com a história clínica e resultados de testes alérgicos, visando a segurança no sentido de se evitar reações sistêmicas. Essa fase chama-se indução e a concentração geralmente aumenta numa base de 10 (1:1000 – 1:100 – 1:10), mas pode ser individualizada até se chegar na dose de manutenção. Essa é a que proporciona eficácia terapêutica sem reações adversas locais ou sistêmicas significativas, embora por vezes não se atinja essa eficácia inicialmente, o que reforça a necessidade de individualização na imunoterapia com alérgenos.

Rotulagem

Os frascos devem ser identificados quanto à unidade de potência, data de fabricação e de validade, concentração de alérgenos individuais e unidade biológica absoluta e/ou potência em unidade biológica determinada por teste cutâneo seriado.[30] Extratos alergênicos padronizados por diferentes laboratórios, embora rotulados com

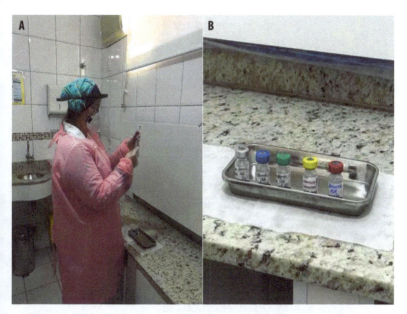

FIGURA 8.1. Diluição de extratos alergênicos. Preparo com antissepsia adequada (A), utilizando frascos com lacres de alumínio colorido (B) para diferentes diluições dos extratos alergênicos.

a mesma unidade de potência, podem conter quantidades diferentes de alérgenos principais. Por isso, o laboratório produtor também deve constar na rotulagem.

Um sistema de rotulagem numérico dos frascos poderá reduzir os possíveis erros de administração, sendo, por isso, recomendado. Outra opção seria separar por cores, padronizando-se cada cor numa concentração específica, de acordo com a Figura 8.1. Sugerimos modelos de rotulagem contendo informações essenciais para Imunoterapia com alérgenos via sublingual ou via subcutânea, podendo opcionalmente utilizar um código de barras, especialmente indicadas para serviços de alta demanda, conforme ilustradas na Figura 8.2, o qual per-

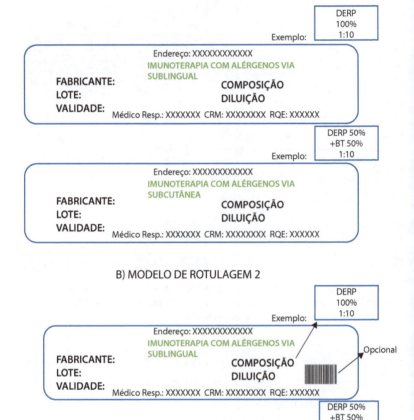

FIGURA 8.2. Sugestão de modelos de rotulagem contendo informações essenciais para Imunoterapia com alérgenos via sublingual ou subcutânea sem (A) e com (B) código de barras.

mite o rastreamento do frasco da vacina de um determinado paciente. Essa sugestão de rotulagem torna desnecessária a identificação com o nome do paciente, contudo o médico responsável deve manter uma planilha de registro de vacinas, como mostrado na Figura 8.3.

Os frascos devem ser guardados em geladeira com termômetro de máxima e mínima (Figura 4.1) ou câmara fria, sendo que nenhum outro produto (exceto medicamentos estéreis) deve ser compartilhado nesse equipamento (alimentos, materiais biológicos etc.). O controle diário, do período da manhã e da tarde, de temperatura máxima e mínima deve ser registrado, conforme planilha mensal sugerida no Anexo III.

Data	Paciente	Composição	Diluição	Lote fabric.	Fabricante	Via de administr.	Código (Registro clínica)	Validade
18/5/21	XXXXXXX	50% DERP + 50% BT	1:10	324758/1	WWWW	Sublingual	AXCD	31/9/21
18/5/21	YYYYYYY	50% DERP + 50% BT	1:100	324574/1	ZZZZZZ	Subcutânea	CWIA	31/9/21

FIGURA 8.3. Modelo de Registro de Imunoterapia sublingual ou subcutânea, com as devidas especificações necessárias.

Capítulo
9

Imunoterapia Específica com Veneno de Himenópteros

Clóvis Eduardo Santos Galvão

Imunoterapia veneno-específica é a única terapia eficaz para prevenir futuras reações anafiláticas em indivíduos com sensibilização comprovada ao veneno do inseto agressor. Com a indicação correta e utilizando extratos adequados, a sua eficácia terapêutica é de cerca de 90%.[45]

A indicação do tratamento com imunoterapia com venenos de himenópteros (ITV) está baseada na estimativa do risco de reações sistêmicas em futuras ferroadas; considerando a idade do paciente e a gravidade de reações prévias, além do grau de exposição e a presença ou não de IgE específica (sensibilização), que deve ser documentada através de uma resposta positiva ao teste cutâneo (*in vivo*) e/ou pela detecção sérica da IgE específica (*in vitro*).[46] Estudos anteriores já têm mostrado que 30-60% dos adultos não tratados com história positiva para reações sistêmicas e presença de IgE para veneno *in vivo* e/ou *in vitro* apresentam reação sistêmica após provocação.[47] A imunoterapia deve ser recomendada em pacientes que apresentam anafilaxia após ferroada de insetos, especialmente se reações graves, como obstrução das vias aéreas ou hipotensão, e com teste cutâneo positivo com o veneno do inseto envolvido.[48] Em crianças menores de 16 anos que experimentaram reações cutâneas isoladas, geralmente não se recomenda a imunoterapia, pois os estudos mostraram que as crianças apresentaram uma boa evolução. As reações grandes locais não aumentam em geral o risco de anafilaxia nas ferroadas subsequentes e, portanto os testes cutâneos e imunoterapia com venenos não são tipicamente indicados, exceto nas exposições ocupacionais, com acidentes frequentes que comprometam a qualidade de vida do paciente.[49] A Tabela 9.1 traz de modo resumido o Fluxograma utilizado no Serviço de Imunologia Clínica e Alergia do Hospital das Clínicas da Faculdade de Medicina da Universidade de São Paulo (HCFMUSP) para a indicação da ITV.[46]

TABELA 9.1. Indicações da imunoterapia com venenos de himenópteros, segundo a gravidade da reação alérgica[2]

	Tipo da reação	Teste cutâneo	Imunoterapia
Criança	Reação generalizada grau I ou II	Positivo	Avaliar caso individualmente
Adulto	Reação generalizada grau I ou II	Positivo	Sim
Criança ou adulto	Reação local extensa	Positivo	Avaliar caso individualmente
	Reação generalizada grau III ou IV	Positivo	Sim

Uma vez indicada a ITV, o paciente ou responsável deve ser informado sobre os riscos e benefícios do tratamento e assinar um termo de consentimento livre pós-informação, conforme modelo disponibilizado no Anexo IC.

Para os venenos de abelha e vespa, a dose de manutenção de 100 µg/mL deve ser considerada tanto em adultos quanto em crianças, embora nessas últimas não há dados específicos de dose ideal. Em pacientes que ainda apresentam reações durante a imunoterapia com dose de manutenção de 100 µg/mL, essas reações podem ser melhoradas individualizando a dose de manutenção utilizada. A concentração de início da imunoterapia é individualizada para cada paciente, pois é baseada no resultado do teste cutâneo (*end-pointing*). Para minimizar os riscos de reações durante o tratamento, a dose inicial deve ser dividida 100 vezes quando o resultado positivo se dá no teste intradérmico e 1.000 vezes quando no teste de puntura.[50]

Há vários esquemas de dosagem e de intervalos de administração. A imunoterapia convencional, que consiste de uma injeção por semana até completar o período de indução em 2 a 3 meses; o esquema *rush* na qual a fase de indução tem duração de 4 a 7 dias; *ultra rush*, quando a dose de manutenção é alcançada em 1 a 3 dias, com aumento das doses no período de indução ocorrendo em horas e a *cluster* (*rush* modificada) é realizada com até quatro injeções diárias do alérgeno no período de indução, com intervalo de 15 a 30 minutos e a dose de manutenção é alcançada em aproximadamente 6 semanas. A maioria dos protocolos sugere um intervalo entre as aplicações de um mês, podendo ser de até três meses. O esquema adotado pelo grupo do Serviço de Imunologia Clínica e Alergia do HCFMUSP é a imunoterapia *rush* modificada, com utilização de extrato aquoso. Na fase de indução faz-se quatro aplicações por visita, aumentando a concentração do extrato semanalmente, até atingir a dose de manutenção, com aplicações quinzenais (4 vezes), depois de 21 em 21 dias (4 vezes) e então mensalmente até o término do tratamento, que deve ser de 3 a 5 anos.[46,50]

Existem poucos dados na literatura sobre a história natural da hipersensibilidade a *Solenopsis* sp. (formiga-de-fogo ou lava-pés) e a eficácia da imunoterapia para o veneno desse himenóptero. Diferentes autores têm usado o extrato de corpo inteiro de *Solenopsis* sp. e seus dados trazem evidências sustentando a eficácia da imunoterapia com utilização desse extrato. As indicações e o esquema posológico seguem os mesmos parâmetros já discutidos para abelhas e vespas, sendo que as concentrações do veneno são dadas em peso/volume e a manutenção em geral é recomendada na concentração de 1:100.[51]

Capítulo

10

Reações Adversas à Imunoterapia

Anna Caroline Nóbrega Machado Arruda
Ernesto Akio Taketomi

A imunoterapia específica com alérgenos (ITA) é considerada um tratamento seguro, estando bem estabelecido o seu emprego nas doenças alérgicas respiratórias, causadas por exposição à aeroalérgenos e hipersensibilidade a venenos de himenópteros. Amplamente estudada e difundida no meio médico e científico, é empregada em vários países do mundo. Porém, embora pouco comuns, podem ocorrer eventos adversos à aplicação de extratos alergênicos, sejam subcutâneos ou sublinguais, devendo, o profissional, estar familiarizado com as possíveis reações. É importante que seja executada em um ambiente adaptado e seguro, por uma equipe familiarizada com o manejo das possíveis reações adversas, aplicando os protocolos de tratamento, sempre que necessários, com o objetivo de minimizar os riscos inerentes ao procedimento.

A aplicação de extratos alergênicos de boa qualidade, em um paciente previamente sensibilizado, em concentrações progressivas, de fato, poderá evoluir para reações adversas. O alergista e imunologista, em seu dia a dia, lida com esse risco, o que não contraindica essa forma de tratamento.

As reações adversas ocorrem, com mais frequência, nas fases de indução, onde as concentrações dos alérgenos são gradualmente aumentadas em indivíduos com hipersensibilidade imediata, com franca positividade a IgE alérgeno-específica detectada por meio de testes *in vivo* ou *in vitro*. Deve-se tomar medidas de precaução para minimizar a ocorrência dos efeitos adversos, particularmente em pacientes com história prévia de reações adversas ou anafilaxia, principalmente quando ocorre mudança de lote dos extratos alergênicos, bem como evitar erros na dosagem e troca de frasco. Nos casos de contraindicação relativa, como pacientes com asma grave mal controlada, nos pacientes em uso de β-bloqueadores ou de inibidores da enzima conversora de angiotensina I, conforme descritos no Capítulo 2, o médico responsável deve analisar, criteriosamente, o risco e o benefício da indicação da ITA.[21,52]

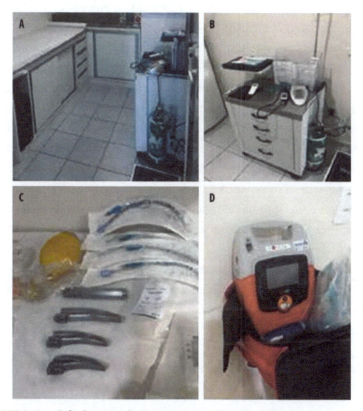

FIGURA 10.1. Sala de emergência com materiais necessários para o atendimento de reações adversas. Mesa de exame (A), Carrinho de emergência e oxigênio (B), Ventilador manual (Ambú), Cânulas, laringoscópio (C), Desfibrilador Externo Automático (D).

A aplicação da ITSC deve ser realizada em consultório nível 2, sob supervisão de um(a) médico(a) que possa tratar de reações sistêmicas caso elas apareçam, conforme recomendado no Capítulo 4 (Onde realizar a imunoterapia) e ilustrado na Figura 10.1, uma sala de emergência com materiais necessários para o atendimento de possíveis reações adversas sistêmicas. A relação de equipamentos e medicamentos mínimos para o atendimento de intercorrências durante a dessensibilização ou provocação com antígenos em unidades não hospitalares de atendimento às urgências e emergências, está descrita no Anexo IV, conforme exigidas pela Portaria MS n° 2048/02.[53] Portanto, a ITSC não deve ser aplicada em domicílio ou em locais inapropriados para o atendimento em caso de reações adversas, por ser considerado locais de significativo risco real. Pacientes com sintomas alérgicos exacerbados, no dia da aplicação, devem ser orientados a adiar a aplicação programada, até o controle da crise alérgica.

As reações adversas consequentes à ITSC são pouco notificadas no Brasil, o que dificulta a obtenção de dados estatísticos fidedignos, uma vez que a grande maioria dos trabalhos publicados com esse tema são americanos e europeus.[26]

Reações Adversas à Imunoterapia Subcutânea (ITSC)

Os tipos de reações adversas à ITSC podem ser:

▪ Locais

As reações locais são as mais comuns, podendo acontecer em 26-86% dos pacientes submetidos à Imunoterapia.[52] Consistem em dor, no local da aplicação, eritema, prurido e/ou edema. Podem ser imediatas, quando surgem em até 30 minutos após a aplicação, ou tardias, quando acontecem após esse período, podendo persistir por mais de 24 h.[26] Os principais inconvenientes desse tipo de reação são: desconforto local e interferência negativa na adesão ao tratamento.

Estudos publicados indicam que as reações locais menores que 25 mm não parecem ser preditivas de subsequentes reações sistêmicas. No entanto, indivíduos com reações locais frequentes e extensas, apresentam risco aumentado de reações sistêmicas.[52]

O médico ou o seu assistente de saúde deve orientar o paciente a permanecer no ambiente onde foi aplicada a ITA, por cerca de 30 minutos após o procedimento, com o objetivo de avaliar a resposta local e observar possível progressão para reação sistêmica. Como maneira de reduzir o desconforto das reações locais, indica-se a aplicação local de compressa fria e/ou corticosteroides tópicos ou uso de anti-histamínicos.[4]

Há relatos de que a divisão do volume programado, aplicando-se 50% da dose em cada membro superior, reduz a incidência da reação local.[4] Estudos retrospectivos comparando a necessidade de ajuste de dose em pacientes com reações locais extensas (LLRs, do inglês *Large Local Reactions*), definida como maior que 25 mm, com o objetivo de reduzir o risco de reação sistêmica subsequente, concluíram que essa conduta é desnecessária. Contudo, deve-se reduzir a dose para LLRs entre 30 e 50 mm.[4]

▪ Sistêmicas

As reações sistêmicas caracterizam-se pela presença de sinais e/ou sintomas generalizados, podendo se apresentar de forma leve, moderada, grave e, até mesmo, levar ao óbito.[54]

A prevalência dessas reações é inferior a 1%, na forma convencional e cerca de 36%, na ITA aplicada pelo método *rush*.[52]

As manifestações clínicas mais comuns são prurido generalizado, urticária, sintomas nasais, oculares e sibilância. Nas formas graves, pode ocorrer opressão torácica, sensação de morte iminente, edema de glote, vômitos, hipotensão e choque.[54] Embora reações fatais sejam raras, podem ocorrer de 1 a 2 mortes em 2,5 milhões de aplicações.[26] A maioria das reações sistêmicas graves é imediata, podendo ocorrer em cerca de 30 minutos após a aplicação.[52] Uma pesquisa realizada pela AAAAI, identificou que os principais fatores de risco para reações adversas quase fatais foram a administração na estação polínica (46%) e erros na dosagem (25%).[52] Os riscos de reações sistêmicas graves à ITA podem ser minimizados se o médico avaliar, detalhadamente o estado geral do paciente, a sua condição de saúde, a existência de comorbidades, o uso contínuo de medicações, principalmente betabloqueadores e inibidores da enzima conversora de angiotensina I. Recomenda-se que o paciente com asma faça a medida do *peak flow*, antes e após receber cada dose de ITA.

Cox et al. (2010), representando a WAO, classificaram esse tipo de reação em cinco graus, com o objetivo de auxiliar na identificação e tratamento.[26]

GRAU 1 – Sintomas/sinais presentes em um órgão/sistema

- **A1) Cutâneo:** prurido generalizado, urticária, rubor ou sensação de aquecimento ou calor, ou angioedema (não laríngeo, língua ou úvula). Ou
- **A2) Respiratório superior:** rinite (espirros, rinorreia, prurido nasal e/ou congestão nasal), ou prurido na garganta, ou tosse percebida como originada nas vias respiratórias superiores. Ou
- **A3) Conjuntival:** eritema, prurido e lacrimejamento oculares.
- **A4) Outros:** náuseas, gosto metálico ou dor de cabeça.

GRAU 2

- **B1)** Sinais/sintomas em mais do que um órgão/sistema do Grau 1. Ou
- **B2) Respiratório inferior:** asma tosse, sibilos, falta de ar (p. ex., menos de 40% de PEF ou queda do VEF1, respondendo a um broncodilatador inalado). Ou
- **B3) Gastrintestinal:** cólicas abdominais, vômitos ou diarreia. Ou
- **B4) Outros:** cólicas uterinas.

GRAU 3

- **C1) Respiratório inferior:** asma (p. ex., 40% de PEF ou VEF1 não respondendo a um broncodilatador inalado).
- **C2) Respiratório superior:** edema laríngeo, úvula ou língua, com ou sem estridor.

GRAU 4

- **D1) Respiratório superior ou inferior:** insuficiência respiratória, com ou sem perda da consciência.
- **D2) Cardiovascular:** hipotensão, choque, bradicardia, fibrilação.

GRAU 5

- **E1)** Óbito.

Observação: os pacientes podem ter um sentimento de morte iminente, especialmente nos graus 2, 3 ou 4.

A WAO recomenda a aplicação de adrenalina IM, como droga de escolha no tratamento da anafilaxia, mesmo na presença de sinais e sintomas de anafilaxia isolados associados às reações sistêmicas, após administração de um alérgeno conhecido, a fim de prevenir a progressão para reações mais graves.[4]

Reações Adversas à Imunoterapia Sublingual

A imunoterapia sublingual (ITSL) apresenta uma incidência menor de reações adversas, quando comparada com a subcutânea, sendo raríssima a ocorrência de reações sistêmicas. Em vista desse perfil de segurança, é indicada para uso domiciliar. Indica-se que a primeira aplicação de todos os frascos do tratamento, seja, preferencialmente, aplicada sob supervisão médica, em consultório adaptado para tratamento das possíveis reações adversas.[21]

As principais reações são:

- Prurido e/ou edema labial.
- Hiperemia ocular.
- Sintomas de rinite.
- Prurido em orofaringe.
- Prurido no conduto auditivo.
- Broncoespasmo.
- Náuseas, vômitos.
- Dores abdominais e diarreia.
- Urticária.
- Úlceras em cavidade oral.

A segurança da ITSL torna-se maior quando se utiliza apenas 1 ou, no máximo, 2 alérgenos no mesmo extrato.[21] Pode-se indicar o uso de anti-histamínicos, por períodos curtos, sempre que se eleva a concentração do extrato, como modo de aumentar a segurança.

Reforçar as orientações acerca do controle ambiental e manutenção do tratamento farmacológico indicado, é muito importante.

A ITSL, por apresentar maior segurança, não pode ser vista como uma forma qualquer de tratamento, podendo ser prescrita para qualquer paciente e por profissionais sem habilidade técnica no assunto. A importância da escolha certa do paciente, a prescrição e o acompanhamento por profissional qualificado para a ITSL devem seguir os mesmos critérios adotados ITSC.[21]

Capítulo

11

Legislação

**Geórgia Véras de Araújo Gueiros Lira
Ernesto Akio Taketomi**

A utilização de extratos alergênicos para fins diagnósticos e terapêuticos é procedimento integrante da especialidade médica, devendo o médico selecionar, fixar as concentrações dos alérgenos, prescrever e orientar as diluições adequadas a serem administradas aos pacientes para imunoterapia alérgeno-específica, com base na intensidade e na importância clínica da sensibilização alérgica identificada, observados os padrões internacionalmente aceitos como de excelência técnica.[55]

A composição dos extratos alergênicos varia conforme a fonte, processo de fabricação e condições de armazenamento. Produtos alergênicos são considerados materiais biológicos derivados de várias fontes de alérgenos, em sua maioria constituída por ácaros, epitélio de animais, fungos, baratas, pólens e venenos de himenópteros, as quais podem desencadear reações de hipersensibilidade e alergias. Tais fontes possuem quantidades não homogêneas de alérgenos, de modo que o processo de fabricação de extratos alergênicos, para diagnóstico de hipersensibilidade e para tratamento imunoterápico é variável, devendo ser controlado e regulado para que o produto final seja eficaz e seguro.[56]

As atuais resoluções da Agência Nacional de Vigilância Sanitária (ANVISA) dispõem sobre normas técnicas e licenças para importação e manipulação de produtos alergênicos e vacinas, com respectivas obrigatoriedades normativas. Por sua vez, o Conselho Federal de Medicina (CFM) também disponibiliza Comissões e Câmaras Técnicas, compostas por especialistas ou profissionais da área de atuação, que auxiliam a Plenária para elaboração de pareceres/consultas e publicações relacionadas ao exercício da especialidade.

De acordo com a legislação vigente para a prática da imunoterapia pelo especialista, as resoluções do CFM dispõem sobre normas que devem ser seguidas em todo o Território Nacional.

Resolução CFM n° 2.215, de 27 de setembro de 2018

Estabelece as normas mínimas para a utilização de extratos alergênicos para fins diagnósticos e terapêuticos nas doenças alérgicas.[3]

Resolução CFM n° 2.153/2016

Aprova a nova redação do manual de vistoria e fiscalização da medicina no Brasil, anexo atualizado em 19/10/2020, no qual estabelece os requisitos obrigatórios e opcionais para Consultórios Grupos 2 (pág. 60-62) e 3 (pág. 101-102) de Alergia e Imunologia.[14]

As condições do local destinado à realização de testes alérgicos de leitura imediata (puntura) e tardia (contato), diluição de extratos alergênicos e aplicação de imunoterapia alérgeno-específica por via subcutânea são estabelecidas na Resolução CFM n° 2.153/2016 para Consultórios Grupos 2 e 3 de alergia e imunologia.[14]

Os Consultórios Grupo 2, onde se realizam testes de puntura (*Prick test*), testes de contato (*Patch test*) e imunoterapia específica com antígenos de inalantes, e os Consultórios Grupo 3, onde se realizam testes de provocação e dessensibilização com medicamentos e alimentos, devem cumprir os requisitos de segurança para atendimento de intercorrências e dispor dos recursos, equipamentos e materiais necessários,[14] conforme ilustrado na Figura 10.1 e listados no Anexo IV.

Além de capacitação técnica e atualização profissional para aplicar testes alérgicos e manejar potenciais intercorrências, como parada cardiorrespiratória e anafilaxia, equipamentos, medicamentos e demais recursos devem estar disponíveis no consultório médico ou referenciados dentro do ambiente, acessível em até quatro minutos, para atendimento de eventuais agravos.[57]

Em razão de equivocadas interpretações realizadas por fiscais da saúde nos últimos anos, no que diz respeito à diferença entre vacinas imunizantes anti-infecciosas (sarampo, caxumba, rubéola, difteria, tétano, coqueluche etc.) e extratos alergênicos para a imunoterapia alérgeno-específica (vacinas com alérgenos), na exposição de motivos que aprovou a resolução, o Conselho Federal de Medicina (CFM) esclareceu que o procedimento determinado pela Agência Nacional de Vigilância Sanitária (ANVISA) para tais matérias são diferentes, gerando confusão entre diluição e manipulação.[3]

Segundo o CFM, "diluição é o ato físico-químico de tornar uma solução menos concentrada em partículas do soluto por meio do aumento do solvente (número de vezes que a concentração vai diminuir), enquanto manipulação refere-se ao ato de preparar, formular, misturar, criar o medicamento". Assim, de acordo com a nova regra, as clínicas de vacinação com alérgenos não caracterizam manipulação de produtos farmacêuticos ou alteração imunoquímica, não se sujeitando, portanto, ao mesmo tratamento dispensado pela Anvisa para as demais clínicas de vacinação.[3]

De maneira que, priorizando a saúde e segurança do paciente, a aplicação de testes de alergias somente deve ser realizada mediante indicação criteriosa e por profissionais devidamente treinados para essa atividade, em ambiente apropriado com materiais e medicamentos imprescindíveis para urgências e emergências como adrenalina, anti-histamínico, corticosteroide, broncodilatador e equipamento adequado para intubação endotraqueal e ventilação.[3]

Em instituições que prestam serviços médicos em uma única especialidade, o diretor técnico deverá ser possuidor do título de especialista registrado no CRM na respectiva área de atividade em que os serviços são prestados (Resolução CFM nº 2.147/2016; Resolução nº 2.215/2018).[3,11] A emissão e a assinatura de laudos com resultados de testes alérgicos são privativas do médico que realizou o exame. Nos serviços de alergia e imunologia, a responsabilidade técnica caberá ao médico com Registro de Qualificação de Especialista (RQE) em Alergia e Imunologia.

Referências Bibliográficas

1. Noon L. Prophylactic inoculation against hay fever. Lancet [Internet]. 1911 Jun 10;177(4580):1572-3. Available from: https://doi.org/10.1016/S0140-6736(00)78276-6.
2. Freeman J. Further observations on the treatment of hay fever by hypodermic inoculations of pollen vaccine. Lancet. 1911;178(4594):814-7.
3. Conselho Federal de Medicina (CFM). Resolução CFM nº 2.215, 27 de setembro de 2018. Estabelece as normas mínimas para a utilização de extratos alergênicos para fins diagnósticos e terapêuticos nas doenças alérgicas [Internet]. Diário Oficial da União. Brasília, p. 231, 3 de dezembro de 2018. Disponível em: https://sistemas.cfm.org.br/normas/arquivos/resolucoes/BR/2018/2215_2018.pdf. Acesso em 12/3/2021.
4. Cox L, Nelson H, Lockey R, Calabria C, Chacko T, Finegold I, et al. Allergen immunotherapy: a practice parameter third update. J Allergy Clin Immunol. 2011 Jan;127(1 Suppl):S1-55.
5. Pitsios C, Tsoumani M, Bilò MB, Sturm GJ, Rodríguez Del Río P, Gawlik R, et al. Contraindications to immunotherapy: a global approach. Clin Transl Allergy. 2019;9:45.
6. Pitsios C, Demoly P, Bilò MB, Gerth van Wijk R, Pfaar O, Sturm GJ, et al. Clinical contraindications to allergen immunotherapy: an EAACI position paper. Allergy. 2015 Aug;70(8):897-909.
7. Nelson HS. Injection Immunotherapy for Inhalant Allergens. In: Burks AW, Holgate ST, O'Hehir RE, Bacharier LB, Broide DH, Hershey GKK et al., editor. Middleton's Allergy – Principles and Practice. 9th ed. Philadelphia: Elsevier; 2019. p. 1401-15.
8. Silva BG, Gagete E. Imunoterapia – Aspectos Práticos. In: Solé D, Bernd LAG, Rosário Filho NA. Tratado de Alergia e Imunologia Clínica. São Paulo: Atheneu, 2011. p. 599-607.
9. Conselho Federal de Medicina (CFM). Resolução CFM nº 1.931, 08 de setembro de 2009. Aprova o Código de Ética Médica [Internet]. Diário Oficial da União. Brasília, p. 173, 13 out 2009. Disponível em: https://portal.cfm.org.br/etica-medica/codigo-2010/resolucao-cfm-no-1931-2009/?lang=en. Acesso em 12/3/2021.
10. Conselho Federal de Medicina (CFM). Resolução CFM nº 2.217, 27 setembro de 2018. Aprova o Código de Ética Médica [Internet]. Diário Oficial da União. Brasília, p. 179, 01 de nov 2018. Disponível em: https://www.in.gov.br/materia/-/asset_publisher/Kujrw0TZC2Mb/content/id/48226289/do1-2018-11-01-resolucao-n-2-217-de-27-de-setembro-de-2018-48226042. Acesso em 12/3/2021.
11. Conselho Federal de Medicina (CFM). Resolução nº 2.147, 17 junho de 2016. Estabelece normas sobre a responsabilidade, atribuições e direitos de diretores técnicos, diretores clínicos e chefias de serviço em ambientes médicos. Diário Oficial da União. Brasília, Seção I, p. 332-4, 27 out 2016. Disponível em: https://

sistemas.cfm.org.br/normas/arquivos/resolucoes/BR/2016/2147_2016.pdf. Acesso em 12/3/2021.
12. Silva EGM. Consultório do Alergista. In: Castro FFM. Manual de Suporte Avançado de Vida em Anafilaxia e Asma. 1. ed. São Paulo: Atheneu, 2014. p. 99-113.
13. Wallace DV. Anaphylaxis in the allergist's office: preparing your office and staff for medical emergencies. Allergy Asthma Proc. 2013;34(2):120-31.
14. Conselho Federal de Medicina (CFM). Resolução CFM nº 2.153, de 30 de setembro de 2016. Altera o anexo I da Resolução CFM nº2.056/2013 e dispõe sobre a nova redaçãodo manual de vistoria e fiscalização da medicina no Brasil... [Internet]. Diário Oficial da União. Brasília, p. 87, 18 set 2017. Disponível em: https://www.in.gov.br/materia//asset_publisher/Kujrw0TZC2Mb/content/id/19298604/do1-2017-09-18-resolucao-n-2-153-de-30-de-setembro-de-2016-19298482. Acesso em 12/3/2021.
15. Associação Brasileira de Alergia e Imunologia (ASBAI). Regulamentações – Exercício Profissional: Resolução do CFM de no 2153/2016 [Internet]. 2017. Disponivel em: https://asbai.org.br/resolucao-do-cfm-de-no-2153-2016/. Acesso em 12/3/2021.
16. Burks AW, Calderon MA, Casale T, Cox L, Demoly P, Jutel M, et al. Update on allergy immunotherapy: American Academy of Allergy, Asthma & Immunology/European Academy of Allergy and Clinical Immunology/PRACTALL consensus report. J Allergy Clin Immunol. 2013;131(5):1288-96.
17. Halken S, Larenas-Linnemann D, Roberts G, Calderón MA, Angier E, Pfaar O, et al. EAACI guidelines on allergen immunotherapy: Prevention of allergy. Pediatr allergy Immunol Off Publ Eur Soc Pediatr Allergy Immunol. 2017 Dec;28(8):728-45.
18. Associação Brasileira de Alergia e Imunologia (ASBAI). Imunoterapia Específica – Vacina de Alérgenos – Termo de Consentimento [Internet]. 2010 [citado em 2021/3/14]. Available from: https://asbai.org. br/imunoterapia-especifica-vacina-de-alergenos-termo-de-consentimento/. Acesso em 12/3/2021.
19. Canonica GW, Cox L, Pawankar R, Baena-Cagnani CE, Blaiss M, Bonini S, et al. Sublingual immunotherapy: World Allergy Organization position paper 2013 update. World Allergy Organ J. 2014 Mar;7(1):6.
20. Aarestrup F. Guia Prático de Alergia e Imunologia Clínica Baseado em Evidências e Medicina de Precisão. In: Aarestrup F, editor. Guia Prático de Alergia e Imunologia Clínica Baseado em Evidências e Medicina de Precisão. 2. ed. São Paulo: Atheneu, 2020. p. 30-7.
21. Aarestrup F. Imunoterapia no Tratamento das Doenças Alérgicas. 1. ed. Rio de Janeiro: Rubio, 2017. 240 p.

22. Taketomi EA, Miranda JS, Cunha-Júnior JP, Silva DAO. Allergen-Specific Immunotherapy Follow-Up by Measuring Allergen-Specific IgG as an Objective Parameter. In: Immunotherapy - Myths, Reality, Ideas, Future. InTech; 2017. p. 382-401.

23. Alvaro-Lozano M, Akdis CA, Akdis M, Alviani C, Angier E, Arasi S, et al. EAACI Allergen Immunotherapy User's Guide. Pediatr allergy Immunol Off Publ Eur Soc Pediatr Allergy Immunol. 2020 May;31 Suppl 2(Suppl 25):1-101.

24. Sturm GJ, Varga E-M, Roberts G, Mosbech H, Bilò MB, Akdis CA, et al. EAACI guidelines on allergen immunotherapy: Hymenoptera venom allergy. Allergy. 2018 Apr;73(4):744-64.

25. Bonertz A, Roberts G, Slater JE, Bridgewater J, Rabin RL, Hoefnagel M, et al. Allergen manufacturing and quality aspects for allergen immunotherapy in Europe and the United States: An analysis from the EAACI AIT Guidelines Project. Allergy. 2018 Apr;73(4):816-26.

26. Cox L, Larenas-Linnemann D, Lockey RF, Passalacqua G. Speaking the same language: The World Allergy Organization Subcutaneous Immunotherapy Systemic Reaction Grading System. J Allergy Clin Immunol. 2010 Mar;125(3):569-74, 574.e1-574.e7.

27. Passalacqua G, Baena-Cagnani CE, Bousquet J, Canonica GW, Casale TB, Cox L, et al. Grading local side effects of sublingual immunotherapy for respiratory allergy: speaking the same language. J Allergy Clin Immunol. 2013 Jul;132(1):93-8.

28. Tabatabaian F, Casale TB. Selection of patients for sublingual immunotherapy (SLIT) versus subcutaneous immunotherapy (SCIT). Allergy asthma Proc. 2015;36(2):100-4.

29. Lee S, Nolte H, Benninger MS. Clinical considerations in the use of sublingual immunotherapy for allergic rhinitis. Am J Rhinol Allergy. 2015;29(2):106-14.

30. Nunes C, Pedro E, Santos AS, Anabela Lopes ACC, et al. Normas de Orientação em Imunoterapia Específica. Rev Port Imunoalergologia. 2011;19(4):199-213.

31. Silva EC. Imunoterapia específica em alergia respiratória. Rev do Hosp Univ Pedro Ernesto. 2008;7(2):84-94.

32. Harold Nelson. SCIT: Standard schedules, administration techniques, adverse reactions, and monitoring [Internet]. UpToDate. 2021. Available from: https://www.uptodate.com/contents/scit-standard-schedules-administration-techniques-adverse-reactions-and-monitoring.

33. Bousquet J, Lockey RF, Malling HJ, Alvarez-Cuesta E, Canônica GW, Chapman MD, et al. Informe da Organização Mundial da Saúde. Genebra [Internet]. 1997. Available from: http://www.sbai.org.br/revistas/Vol231/imun.htm. Acesso em 12/3/2021.

34. James C, Bernstein DI. Allergen immunotherapy: an updated review of safety. Curr Opin Allergy Clin Immunol. 2017 Feb;17(1):55-9.
35. Nelson HS. Sublingual Immunotherapy for Aeroallergens: Optimal Patient Dosing, Regimen and Duration. Curr Treat Options Allergy [Internet]. 2014 Mar 11;1(1):79-90. Available from: http://link. springer.com/10.1007/s40521-013-0002-9. Acesso em 12/3/2021.
36. Radulovic S, Wilson D, Calderon M, Durham S. Systematic reviews of sublingual immunotherapy (SLIT). Allergy. 2011 Jun;66(6):740-52.
37. Bordignon V, Parmiani S. Variation of the skin end-point in patients treated with sublingual specific immunotherapy. J Investig Allergol Clin Immunol. 2003;13(3):170-6.
38. Passalacqua G, Bagnasco D, Canonica GW. 30 years of sublingual immunotherapy. Allergy [Internet]. 2020 May 20;75(5):1107-20. Available from: https:// onlinelibrary.wiley.com/doi/10.1111/all.14113. Acesso em 12/3/2021.
39. Passalacqua G, Villa G, Altrinetti V, Falagiani P, Canonica GW, Mariani G, et al. Sublingual swallow or spit? Allergy. 2001 Jun;56(6):578.
40. João Bosco Magalhães Rios, Lian Pontes de Carvalho, Emmanuel Reis Martins, Fátima Emerson, Neide Maria de Macedo Freire Pereira, José Luiz Magalhães Rios, Nelson Guilherme Bastos Cordeiro LCGA. Alergia Clínica: Diagnóstico e Tratamento. 2. ed. Thieme Revinter, 2006. 928 p.
41. José Seba, Nelson Mendes, Nelson A. Rosário Filho AF. Guia prático de utilização de extratos alergênicos para fins diagnóstico e terapêutico nas doenças alérgicas [Internet]. 2001. Available from: http:// www.sbai.org.br/revistas/ Vol243/guia.htm. Acesso em 12/3/2021.
42. Carnés J, Iraola V, Cho SH, Esch RE. Mite allergen extracts and clinical practice. Ann allergy, asthma Immunol Off Publ Am Coll Allergy, Asthma, Immunol. 2017 Mar;118(3):249-56.
43. Esch RE, Creticos PS, Feldweg AM. Allergen extracts: Composition, manufacture, and labeling [Internet]. 2021. Available from: https://www.uptodate.com/ contents/allergen-extracts-composition-manufacture-and-labeling. Acesso em 12/3/2021.
44. Plunkett G, Jacobson RS, Golden DBK. Hymenoptera venoms used to produce allergen extracts. Ann allergy, asthma Immunol Off Publ Am Coll Allergy, Asthma, Immunol. 2017 Jun;118(6):649-54.
45. Sahiner UM, Durham SR. Hymenoptera Venom Allergy: How Does Venom Immunotherapy Prevent Anaphylaxis From Bee and Wasp Stings? Front Immunol. 2019 Aug 21;10:1959. doi: 10.3389/fimmu.2019.01959. PMID: 31497015; PMCID: PMC6712168.
46. Watanabe AS, Castro FFM. Alergia a Venenos de Insetos. In: Martins MA, Carrilho FJ, Alves VAF, Castilho EA, Cerri GG (eds). Clínica Médica. 2.

ed. ampl. rev., v.7: alergia e imunologia clínica, doenças da pele, doenças infeccisosas e parasitárias. Barueri: Manole, 2016. p.70-7.

47. Van der Linden PW, Struyvenberg A, Kraaijenhagen RJ, Hack CE, Van der Zwan JK. Anaphylactic shock after insect-sting challenge in 138 persons with a previous insect-sting reaction. Ann Intern Med. 1993 Feb 1;118(3):161-8. doi: 10.7326/0003-4819-118-3-199302010-00001. PMID: 8417633.

48. Golden DB, Moffitt J, Nicklas RA, Freeman T, Graft DF, Reisman RE, et al. Joint Task Force on Practice Parameters; American Academy of Allergy, Asthma & Immunology (AAAAI); American College of Allergy, Asthma & Immunology (ACAAI); Joint Council of Allergy, Asthma and Immunology. Stinging insect hypersensitivity: a practice parameter update 2011. J Allergy Clin Immunol. 2011 Apr;127(4):852-4.e1-23. doi: 10.1016/j.jaci.2011.01.025. PMID: 21458655.

49. Pesek RD, Lockey RF. Management of insect sting hypersensitivity: an update. Allergy Asthma Immunol Res. 2013 May;5(3):129-37. doi: 10.4168/aair.2013.5.3.129. Epub 2013 Feb 25. PMID: 23638310; PMCID: PMC3636446.

50. Galvao CES, Castro FFM. Imunoterapia com veneno de insetos. In: Tratado de Alergia e Imunologia Clínica. Sole D, Bernd LA, Rosario Filho, NA (eds). São Paulo: Atheneu, 2011.

51. Watanabe AS, Ferreira M, Galvão C, Kalil J, Santos K, Castro F. Clinical and laboratory profile of patients with anaphylaxis to fire ant venom (Solenopsis sp) under specific subcutaneous immunotherapy. Authorea. November 03, 2020. DOI: 10.22541/au.160441939.95591622/v1.

52. Cox L, Li JT, Nelson H, Lockey R. Allergen immunotherapy: A practice parameter second update. J Allergy Clin Immunol [Internet]. 2007 Sep 1;120(3):S25-85. Available from: https://doi.org/10.1016/j. jaci.2007.06.019. Acesso em 12/3/2021.

53. Ministério da Saúde. Portaria no 2048, de 5 de novembro de 2002. Anexo. Cap III, item 1.3. 2002. Disponível em: https://bvsms.saude.gov.br/bvs/saudelegis/gm/2002/ prt2048_05_11_2002.html. Acesso em 12/3/2021.

54. Solé D, Bernd LAG, Rosário-Filho NA. Tratado de Alergia e Imunologia Clínica. Atheneu, 2011. 736 p.

55. Galvão CES. Imunoterapia alérgeno-específica. Arq Asma, Alerg e Imunol. 2017;1(3):244.

56. Cardona-Villa R, Sánchez A, Larenas-Linnemann D, Járes E, Sánchez J. Extractos alergénicos para inmunoterapia en Latinoamérica. Rev Alerg México. 2018;65(1):25-40.

57. Larenas-Linnemann D. Allergen immunotherapy: An update on protocols of administration. Curr Opin Allergy Clin Immunol. 2015;15(6):556-67.

Anexos

Anexo IA

Termo de consentimento pós-informação
Imunoterapia com alérgenos – "vacina com alérgenos"
Aplicação por via subcutânea

▪ Informações Gerais

A imunoterapia subcutânea (ITSC) é um tratamento para doenças alérgicas como rinite, conjuntivite, asma e dermatite atópica. Esse tratamento é utilizado em todo o mundo e consiste na injeção de doses crescentes de alérgenos [agente(s) causador(es) da alergia], com a finalidade de aumentar a "resistência" por estimular a produção de anticorpos bloqueadores ou criar uma tolerância no indivíduo a esses alérgenos específicos.

A Imunoterapia com alérgenos é o único tratamento que foca a causa do problema, ou seja, que muda a resposta imunológica do indivíduo alérgico, tendo efeito a longo prazo mesmo após o término do tratamento, enquanto medicamentos resolvem apenas os sintomas e mesmo assim, somente no período que estão sendo utilizados. A imunoterapia é comprovadamente eficaz para reduzir manifestações alérgicas mais graves e em crianças e adolescentes pode prevenir a evolução da alergia para asma.

▪ Como É Realizado o Tratamento?

A indicação da imunoterapia com extrato alergênico está baseada na história do paciente, nos testes cutâneos ou no teste sanguíneo (detecção de anticorpos IgE específicos). No início do tratamento o paciente deve comparecer à clínica semanalmente e são aplicadas doses crescentes do extrato, por via subcutânea. Quando a dose chega à concentração máxima desejada (dose de manutenção), as aplicações são espaçadas para intervalos quinzenais, depois a cada

21 dias, e depois mensalmente e assim mantidas até o final do tratamento. O tratamento completo tem a duração de três a cinco anos.

▪ Efeitos Colaterais Possíveis durante a Imunoterapia

A ITSC deve ser realizada na presença de um médico em ambiente adequa do, equipado com todo material indispensável para atender eventuais reações sistêmicas. Quando estas reações ocorrem, necessitam de tratamento imediato. Como na maioria dessas reações ocorre dentro de 30 minutos após a injeção, o paciente deverá permanecer no local durante esse período. As reações alérgicas podem se apresentar como queimação, coceira ou inchaço no local da aplicação. Sintomas gerais ocorrem em 0,1% de todos os tratamentos e podem aparecer como placas avermelhadas (urticária) disseminadas, coceira nos olhos, ouvidos e garganta, congestão nasal, aperto na garganta ou no peito, tosse, chiado no peito, falta de ar, tontura, náusea ou vômitos. Muito raramente podem ocorrer reações graves (anafilaxia). Na grande maioria das vezes, as reações cedem com o uso de medicamentos adequados.

Estou ciente de que posso suspender o tratamento a qualquer momento, sem que esse fato implique qualquer forma de constrangimento entre mim e meu médico, que se dispõe a continuar me tratando em quaisquer circunstâncias.

Declaro ter lido todas as informações acima e ter esclarecido todas as dúvidas com o médico responsável pelo tratamento. Eu compreendi todos os riscos e benefícios da imunoterapia com alérgenos e estou de acordo com o tratamento indicado e com todos os termos deste Consentimento Informado. Assim, o faço por livre e espontânea vontade e por decisão conjunta, minha e de meu médico.

Nome do paciente: _____

Local e data: _____

Assinatura do paciente ou responsável _____

Anexo IB

Termo de consentimento pós-informação
Imunoterapia com alérgenos – "vacina com alérgenos"
Aplicação por via sublingual

▪ Informações Gerais

A imunoterapia sublingual (ITSL) é um tratamento para doenças alérgicas, como rinite, conjuntivite, asma e dermatite atópica. É um tratamento utilizado em todo o mundo e consiste na administração por via sublingual de doses crescentes de alérgenos [agente(s) causador(es) da alergia], com a finalidade de aumentar a "resistência" por estimular a produção de anticorpos bloqueadores ou criar uma tolerância no indivíduo a esses alérgenos específicos.

A imunoterapia é o único tratamento que foca a causa do problema, ou seja, que muda a resposta imunológica do indivíduo alérgico, tendo efeito a longo prazo mesmo após o término do tratamento, enquanto medicamentos resolvem apenas os sintomas e mesmo assim, somente no período que estão sendo utilizados. A imunoterapia com alérgenos é comprovadamente eficaz para reduzir manifestações alérgicas mais graves e em crianças e adolescentes pode prevenir a evolução da alergia para asma.

▪ Como É Realizado o Tratamento?

A indicação da imunoterapia com extrato alergênico está baseada na história do paciente, nos testes cutâneos ou no teste sanguíneo (detecção de anticorpos IgE específicos). São administradas doses crescentes do extrato, por via sublingual.

O tratamento completo tem a duração de três a cinco anos.

■ Efeitos Colaterais Possíveis durante a ITSL

A ITSL tem um excelente perfil de segurança. Entretanto, efeitos adversos leves, podem ocorrer. Sintomas gerais ocorrem em 0,1% de todos os tratamentos e podem aparecer como placas avermelhadas (urticária) disseminadas, coceira nos olhos, ouvidos e garganta, congestão nasal, náusea ou vômitos. Não existe relatos de reações anafiláticas fatais com o emprego de ITSL. Na grande maioria das vezes as reações cedem com o uso de medicamentos adequados. A primeira aplicação de cada frasco deve ser realizada sob supervisão médica e as aplicações posteriores no ambiente domiciliar.

Estou ciente de que posso suspender o tratamento a qualquer momento, sem que esse fato implique qualquer modo de constrangimento entre mim e meu médico, que se dispõe a continuar me tratando em quaisquer circunstâncias.

Declaro ter lido todas as informações acima e ter esclarecido todas as dúvidas com o médico responsável pelo tratamento. Eu compreendi todos os riscos e benefícios da imunoterapia com alérgenos e estou de acordo com o tratamento indicado e com todos os termos deste Consentimento Informado. Assim, o faço por livre e espontânea vontade e por decisão conjunta, minha e de meu médico.

Nome do paciente: _____

Local e data: _____

Assinatura do paciente ou responsável _____

Anexo IC

Termo de consentimento pós-informação
Imunoterapia no tratamento da alergia ao veneno de himenópteros
Aplicação por via subcutânea

▪ Informações Gerais

A Imunoterapia com venenos de himenópteros (ITV) é um procedimento indicado para o tratamento de indivíduos que apresentam alergia grave a veneno de insetos himenópteros (formiga, vespa/marimbondo e abelha). Esse tratamento é utilizado em todo o mundo e consiste na injeção de doses crescentes de alérgenos derivados do agente causador da alergia, com a finalidade de aumentar a "resistência" por estimular a produção de anticorpos bloqueadores ou criar uma tolerância no indivíduo a esse alérgeno específico.

A imunoterapia com alérgenos é o único tratamento que foca a causa do problema, ou seja, que muda a resposta imunológica do indivíduo alérgico, tendo efeito a longo prazo mesmo após o término do tratamento. O sucesso da ITV depende da resposta imunológica do indivíduo, sendo a única maneira de prevenção de reações sistêmicas graves incluindo anafilaxia em portadores de alergia ao veneno de himenópteros. Estudos de acompanhamento a longo prazo demonstram que a ITV reduz significativamente as chances de reações alérgicas graves. A ITV deve ser realizada por médico especialista com experiência no tratamento de reações alérgicas sistêmicas que podem ocorrer durante o tratamento e em local com infraestrutura adequada.

▪ Como É Realizado o Tratamento?

A indicação da ITV está baseada na história do paciente, nos testes cutâneos ou no teste sanguíneo (detecção de anticorpos IgE específicos). No início do tratamento o paciente deve comparecer à clínica semanalmente e são aplicadas doses crescentes do extrato, por via subcutânea. Quando a dose chega à concentração máxima desejada (dose de manutenção), as aplicações são espaçadas para intervalos quinzenais, depois a cada 21 dias, e depois mensalmente e assim mantidas até o final do tratamento. O tratamento completo tem a duração de três a cinco anos.

▪ Efeitos Colaterais Possíveis durante a Imunoterapia

A ITV deve ser realizada na presença de um médico em ambiente adequado, equipado com todo material indispensável para atender eventuais reações sistêmicas. Quando essas reações ocorrem, necessitam de tratamento imediato.

Como a maioria dessas reações ocorre dentro de 30 minutos após a injeção, o paciente deverá permanecer no local durante esse período. As reações alérgicas podem se apresentar como queimação, coceira ou inchaço no local da aplicação. Sintomas gerais ocorrem em 0,1% de todos os tratamentos e podem aparecer como placas avermelhadas (urticária) disseminadas, coceira nos olhos, ouvidos e garganta, congestão nasal, aperto na garganta ou no peito, tosse, chiado no peito, falta de ar, tontura, náusea ou vômitos. Muito raramente podem ocorrer reações graves (anafilaxia). Na grande maioria das vezes as reações cedem com o uso de medicamentos adequados.

Estou ciente de que posso suspender o tratamento a qualquer momento, sem que esse fato implique qualquer modo de constrangimento entre mim e meu médico, que se dispõe a continuar me tratando em quaisquer circunstâncias.

Declaro ter lido todas as informações acima e ter esclarecido todas as dúvidas com o médico responsável pelo tratamento. Eu compreendi todos os riscos e benefícios da imunoterapia com alérgenos e estou de acordo com o tratamento indicado e com todos os termos deste Consentimento Informado. Assim, o faço por livre e espontânea vontade e por decisão conjunta, minha e de meu médico.

Nome do paciente: _____

Local e data: _____

Assinatura do paciente ou responsável _____

Anexo II

Anexo IIA

Paciente

Imunoterapia com alérgenos
Administração via sublingual
Aplicar diariamente

Concentração – 1:10

Composição
1) *Dermatophagoidecpteronyssinus* 50%
2) *Blomiatropicalis* 50%

Esquema terapêutico:

Aplicar 3 gotas diariamente

Recomendações
APÓS APLICAÇÃO, MANTER A BOCA ABERTA SEM DEGLUTIR POR 2 MINUTOS
e não ingerir água ou alimentos por 10 minutos.
Manter sob refrigeração adequada (geladeira: 2 a 8 °C).

Local e data

Médico responsável técnico

CRM/UF .... RQE ....

Anexo IIB

Paciente

Imunoterapia com alérgenos
Administração via subcutânea
Aplicação semanal

Concentração – 1:10.000

Composição
1) *Dermatophagoidecpteronyssinus* 50%
2) *Blomiatropicalis* 50%

Esquema terapêutico:

Semana 1 – 0,1 mL
Semana 2 – 0,2 mL
Semana 3 – 0,3 mL
Semana 4 – 0,4 mL
Semana 5 – 0,5 mL

Recomendações
1) Manter sob refrigeração adequada (geladeira: 2 a 8 °C).
2) Aplicar via subcutânea, sob supervisão médica, em local com infraestrutura apropriada para atender possíveis reações adversas.

Local e data

Médico responsável técnico

CRM/UF .... RQE ....

Anexo III

Controle de temperatura						Mês _____				Ano _____	
Manhã						Tarde					Observações
Dia	Hora	Temp.	Mín.	Máx.	Rubrica	Hora	Temp.	Mín.	Máx.	Rubrica	
1											
2											
3											
4											
5											
6											
7											
8											
9											
10											
11											
12											
13											
14											
15											
16											
17											
18											
19											
20											
21											
22											
23											
24											
25											
26											
27											
28											
29											
30											
31											
1											
Anotações											

Anexo IV

Equipamentos e medicamentos mínimos para o atendimento de intercorrências durante dessensibilização ou provocação com antígenos em unidades não hospitalares (Portaria MS nº 2048/02, anexo, Capítulo III, item 1.3)[46]

- Cânulas orofaríngeas (Guedel) (essencial).
- Desfibrilador externo automático (DEA) (essencial).
- Medicamentos para atendimento de parada cardiorrespiratória e anafilaxia (essencial).
- Adrenalina (epinefrina), água destilada, dexametasona, diazepam, dipirona, glicose, hidrocortisona, prometazina, solução fisiológica.
- Fonte (fixa ou cilindro) de oxigênio com máscara aplicadora e umidificador (essencial).
- Oxímetro de pulso (essencial).
- Ventilador manual do tipo balão autoinflável com reservatório e máscara (essencial).
- Seringas, agulhas e equipo para aplicação endovenosa (essencial).
- Escalpe, butterfly e intracath (com todo o material para a introdução).
- Gaze.
- Algodão.
- Ataduras de crepe.
- Luvas estéreis.
- Caixa rígida coletora para material perfurocortante.

Índice Remissivo

A

Alergia, 2

B

Boas práticas clínicas em imunoterapia com alérgenos, 1

D

Diluições, 33, 38
Doses de manutenção, 31

E

Efeitos colaterais possíveis durante a imunoterapia, 71
Equipamentos e medicamentos mínimos para o atendimento de intercorrências, 80
Extrato(s), 33
  alergênicos, 34, 36
    formulação dos, 36
    modificação dos, 37
    potência dos, 34
  antigênico, 34
  aquosos, 36

glicerinados, 36
liofilizados, 36

F

Formulação dos extratos alergênicos, 36

H

Himenópteros, 43, 45
Hipersensibilidade a *Solenopsis* sp., 46

I

Imunologia, 2
Imunoterapia
  alérgeno-específica, 2
  com alérgenos, 2
    boas práticas clínicas em, 1
    contraindicações absolutas, 6
    indicações e contraindicações, 5
    legislação, 57
    onde realizar, 13
    profissional habilitado, 9
    vias de administração, 19

diluição da, 33, 38
efeitos colaterais possíveis
durante a, 71
específica com veneno de
himenópteros, 43
subcutânea, 21, 23
sublingual, 22, 27
veneno-específica, 44

L

Legislação, 57

M

Manipulação dos extratos pelo
alergista e imunologista, 37
Medicina de precisão, 2
Modificação dos extratos
alergênicos, 37

P

Potência dos extratos
alergênicos, 34
Princípios da mistura de
alérgenos na imunoterapia, 37
Profissional habilitado, 9

R

Reações adversas à
imunoterapia, 47, 48
subcutânea, 50
subcutânea, locais, 50
subcutânea, sistêmicas, 51
sublingual, 54
Resolução
CFM nº 2.153/2016, 59
CFM nº 2.215, de 27 de
setembro de 2018, 59
Responsabilidades, 9, 12
Rotulagem, 38

T

Termo de consentimento
pós-informação, 70, 72, 74

U

Unidade
alergênica (AU), 35
alergênica bioequivalente
(BAU), 35
biológica (BU), 35

V

Veneno(s)
de abelha e vespa, 45
de himenópteros, 43

Vias de administração
para imunoterapia com
alérgenos, 19